Margit Miosga / Ursula Schele

Sexualisierte Gewalt und Schule

Margit Miosga ist Journalistin und arbeitet vor allem für rbb kulturradio in Berlin.
Ursula Schele ist Geschäftsführerin des PETZE-Instituts für Gewaltprävention. Das Institut widmet sich dem Schutz von Kindern vor sexuellem Missbrauch und bietet Präventionsschulungen an.

Margit Miosga / Ursula Schele

Sexualisierte Gewalt und Schule

Was Lehrerinnen und Lehrer wissen müssen

BELTZ

Gefördert von:

Unabhängiger Beauftragter
für Fragen des sexuellen
Kindesmissbrauchs

MIX
Papier aus verantwortungsvollen Quellen
FSC® C089473
FSC
www.fsc.org

Dieses Buch ist erhältlich als:
ISBN 978-3-407-25797-0 Print
ISBN 978-3-407-63099-5 E-Book (PDF)

Werderstraße 10, 69469 Weinheim

Lektorat: Dr. Erik Zyber
Herstellung: Michael Matl
Layout und Satz: Oliver Schmitt
Druck: Beltz Grafische Betriebe, Bad Langensalza
Umschlaggestaltung: Oliver Schmitt
Umschlagabbildung: getty images © Maskot
Printed in Germany
Weitere Informationen zu unseren Autoren und Titeln finden Sie unter:
www.beltz.de

Inhalt

HANDELN

SERVICE

Vorwort

Liebe Leserinnen, liebe Leser,

»Was soll Schule denn noch alles leisten?«
»Ich gäbe viel darum, wenn ich wüsste, wie ich betroffenen Schülerinnen oder Schülern helfen könnte!«

Zwischen diesen Positionen bewegen sich die unterschiedlichen Einstellungen von Lehrkräften zu der Frage, was Schule zum Schutz von Mädchen und Jungen vor sexueller Gewalt beitragen kann. Dieses Buch wird beiden Haltungen gerecht: Es will schulische Beschäftigte dafür gewinnen, den Kinderschutz als Teil des pädagogischen Auftrags anzunehmen. Erfolgreiche Bildung und Kinderschutz sind untrennbar miteinander verknüpft, denn Schülerinnen und Schüler, die sexuelle Gewalt erleben, tragen ein hohes Risiko für schulischen Misserfolg. Zugleich gibt das Buch Antworten und Orientierung auf viele Fragen und die Unsicherheit, die mit dem Thema »Sexueller Missbrauch« verbunden sind. Dass die drängendsten Fragen und ihre Antworten an den Anfang gestellt werden, halte ich für eine gelungene Idee. So werden Fragen, die nicht warten können, bis das Buch gelesen ist, vorab beantwortet, und zugleich macht die Kürze der Antworten deutlich: Das Thema mag sehr komplex sein, aber von Lehrkräften erwartet niemand, dass sie das Thema in all seinen Differenzierungen beherrschen.

Das Gespräch zwischen der Journalistin Margit Miosga und der Präventionsexpertin Ursula Schele vermittelt wichtiges Basiswissen, ohne sich in Details zu verlieren. Es leuchtet die Möglichkeiten von Lehrerinnen und Lehrern und anderen pädagogischen Fachkräften in Schulen aus, betroffenen Kindern und Jugendlichen zur Seite zu stehen, Verantwortung zu übernehmen, aber auch die Grenzen der eigenen Profession zu erkennen. Die Bedeutung von Beratung und Unterstützung für Lehrkräfte, die sich Sorgen um eine Schülerin oder einen Schüler machen, wird sehr deutlich. Klare Hinweise, was im Falle einer Vermutung oder eines Verdachts zu tun ist und was besser unterlassen werden sollte, bieten einen hilfreichen Rahmen.

Sexuelle Gewalt gibt es überall. Es gibt sie da, wo Mädchen und Jungen leben, betreut und gebildet werden oder ihre Freizeit verbringen. Wir wissen, dass auch im schulischen Kontext sexuelle Übergriffe und Missbrauch vorkommen. Aber der Fokus richtet sich in diesem Buch mehr auf die Potenziale von Schule, sexuelle Gewalt zu verhindern und Zugang zu Hilfe ermöglichen, egal wo sie stattfindet. Von einem »Kompetenzort Schule« profitieren alle Kinder!

Ursula Schele war selbst Lehrerin, bevor sie ihren Arbeitsschwerpunkt in den Kinderschutz verlegt hat, und kennt die Schule auch von »innen«. Sie weiß um die vielfältigen Anforderungen an den Lehrerberuf, und sie hat jahrzehntelange Erfahrung in der Präventions- und Beratungsarbeit im schulischen Kontext. Ihr Wissen und ihre Einschätzungen werden ergänzt und nuanciert durch die Perspektive einer Vielzahl anderer Menschen, die zum Thema »Sexuelle Gewalt und Schule« etwas zu sagen haben: eine Schulsozialarbeiterin, Eltern, der Leiter einer Gewaltpräventionsstelle einer Schulbehörde, Mitarbeiterinnen der Schulpsychologie sowie des Jugendamts, eine Grund- und eine Förderschullehrerin, ein Schulleiter, ein Mitarbeiter eines Migrationsprojekts sowie eine Schülerin und ein Schüler, die erfahren haben, was es heißt, Hilfe in der Schule zu finden.

Die Kulturjournalistin Margit Miosga arbeitet seit vielen Jahren zu den Themen Frauenbewegung, Gewalt gegen Frauen und sexuelle Gewalt gegen Kinder und Jugendliche. In ihren zahlreichen Beiträgen und Porträts lotet sie Macht- und Gewaltverhältnisse aus und regt gesellschaftspolitische Diskurse rund um die Themen Familie, Generationen und Bildung an.

Ich wünsche diesem Buch viele Leserinnen und Leser, Menschen, die sich ermutigen lassen, hinzusehen und die richtigen Schritte zu gehen, damit immer mehr Schülerinnen und Schüler die Erfahrung machen, dass sie auch mit diesem Thema in der Schule »richtig« sind.

Johannes-Wilhelm Rörig
Unabhängiger Beauftragter für Fragen
des sexuellen Kindesmissbrauchs

»Wir laufen nicht mehr gegen Wände« – Erfahrungen aus 30 Jahren Präventionsarbeit

Ursula Schele, Sie sind ursprünglich Lehrerin, mittlerweile sind Sie Geschäftsführerin der Organisation »PETZE«, die in Kürze 25 Jahre alt wird und eine der profiliertesten Organisation zum Thema »Sexueller Missbrauch« an Kindern und Jugendlichen geworden ist. Wie kam es dazu?

Ich habe zunächst ehrenamtlich beim Frauennotruf in Kiel gearbeitet und zeitgleich acht Jahre lang in meinem Beruf als Lehrerin an verschiedenen Schulen. Nachdem es in Kiel gelungen ist, nicht nur Mittel für Hilfe und Beratung einzuwerben, sondern auch für Prävention, habe ich aus dem Ehrenamt mein Hauptamt gemacht und mich kontinuierlich weiterqualifiziert. Weil ich Schulen von innen kenne, weiß ich, wie wichtig dieser Ort für die Schülerinnen und Schüler ist. Vor allem weiß ich, was Lehrkräfte tagtäglich leisten und auch im Bereich Kinderschutz leisten können. »PETZE« entstand aus der Arbeit des Frauennotrufs in Kiel. Als wir vor über 30 Jahren mit der professionellen Arbeit in der Beratungsstelle begonnen haben, wollten wir nicht nur »retten und helfen«, wir wollten an der Veränderung der gesetzlichen und strukturellen Rahmenbedingungen mitarbeiten und ein möglichst weitreichendes Präventionsprogramm für Mädchen und Jungen anbieten.

Sexueller Missbrauch an Kindern und Jugendlichen war vor 25 Jahren noch kein großes Thema. Es gab zwar die aus der Frauenbewegung hervorgegangene Initiative »Wildwasser«, die sich um Mädchen gekümmert hat, aber das Wissen in der breiteren Gesellschaft war beschränkt. Haben Sie damals in Kiel die richtigen Antennen gehabt?

Wir hatten die »Antennen« und die Erkenntnisse aus der konkreten Beratungsarbeit mit den von sexueller Gewalt betroffenen Frauen. Es waren meistens Frauen, die sich an den Notruf wandten. Männer und Jungen traten viel später in den Fokus, erst ab 2010 mit dem Bekanntwerden der zahlreichen Missbrauchsfälle in Bildungseinrichtungen wie der Odenwaldschule oder dem Canisius-Kolleg. Vor 25 Jahren sprach noch niemand über Jungen als Opfer, auch nicht die damals erwachsenen Männer. In unsere Beratungsstelle kamen Angehörige, wie eine junge Ärztin, die berichtete, dass ihre beiden sehr jungen Töchter vom eigenen Ehemann vergewaltigt worden waren. Das waren Fälle, die wir aus der Beratungspraxis und der Begleitung vor Gericht, wie im Fall der Ärztin, kannten. Wir haben uns informiert, gründlich recherchiert. Nach und nach erschienen auch die ersten Bücher auf dem deutschen Markt. Mit großem Interesse lasen wir beispielsweise Barbara Kavemann, die über »Väter als Täter« geforscht hat. Wir haben erfahren, dass das Thema seit hundert Jahren in Fachkreisen bekannt ist. Aber erst vor rund 30 Jahren entstand in der Gesellschaft langsam die Bereitschaft, den Komplex »Sexueller Missbrauch« zur Kenntnis zu nehmen.

Erinnern Sie sich an eine Art Zündfunken, der Ihr Bewusstsein für die Tatsache der sexuellen Gewalt, des sexuellen Missbrauchs entflammt hat?

Für uns in Kiel gab es eine Initialzündung, nämlich als drei junge Frauen unabhängig voneinander im öffentlichen Raum vergewaltigt und anschließend ermordet wurden. Es waren »unbescholtene« junge Frauen aus »guten« Familien, wie man damals sagte, und es war jeweils ein anderer Täter. Das hat in Kiel viel ausgelöst. Kurz vorher waren in der Stadt drei Prostituierte ermordet worden, das sorgte kaum für Aufregung, aber nach der Tötung der »sauberen Frauen« war die Kommune bereit, erstmals eine Anlauf- und Beratungsstelle für Opfer sexueller Gewalt mit zu finanzieren. Sexueller Missbrauch an Kindern war von Anfang zwangsläufig dabei, weil wir im Frauennotruf die Gewalterfahrungen der Frauen als Mädchen und die ihrer Kinder gehört haben. Wir waren und sind ein sehr politischer Verein, der neben der Hilfe auch die Veränderung der gesellschaftlichen Bedingungen anstrebt. Wir begannen als Erstes, systematisch an Schulen Projekte zu sexuellem Missbrauch durchzuführen. Nachdem wir drei Jahre lang als Bundesmodellprojekt gearbeitete hatten, wurden wir ein Jahr lang EU-Projekt und veranstalteten in diesem Rahmen die erste Fachtagung zum Thema für die Schulpraxis in Europa. In der Rückschau habe ich das Gefühl, wir waren mit unserem Engagement zu früh für den allgemeinen Bewusstseinsstand. Unsere Empfehlungen für die Europäische Union aus dem Jahr 1996 entsprachen in etwa denen, die 20 Jahre später von der KMK, der Kultusministerkonferenz, beschlossen wurden.* Von der konkreten Umsetzung dieser Empfehlung sind wir aber noch weit entfernt.

Im Grunde spiegelt die Geschichte von »PETZE« die Entwicklung in der öffentlichen Debatte zu sexuellem Missbrauch an Kindern und Jugendlichen wider. Wie können Sie diese Entwicklung nachzeichnen?

Das faktische Wissen ist das eine. Dann kommt die Frage: Was mache ich damit, kann ich das Wissen in Handlung umsetzen? Eindeutig verbessert hat sich die Bereitschaft hinzusehen, zuzuhören und zu helfen. Aus Langzeitstudien ist abzulesen, dass Mädchen und Jungen heute eher Hilfe, Verständnis und Unterstützung bekommen als vor drei Jahrzehnten. Wir erleben in manchen Strafverfahren und vor allem bei der Polizei mehr Fachwissen, aber bei den Gerichten hat sich nach meiner Einschätzung noch nicht genug bewegt. Wenn man in den pädagogischen Bereich geht, in Kitas, in die Jugendhilfe, auch in Grundschulen, Förder- und Sonderschulen, dann ist ein Grundwissen über das Thema Missbrauch vorhanden, das wir vertiefen, verstetigen und immer wieder aktualisieren müssen. Wir fangen nicht mehr bei null an und müssen nicht mehr so viele Vorurteile und Fehlinformationen abbauen, sondern wir können auf mehr gesellschaftliche Akzeptanz bauen. Wir laufen nicht mehr gegen Wände, die Türen sind meistens einen kleinen Spalt offen.

Der Name »PETZE« lässt bei mir sofort das Kinderlied von »Petze, Petze ging in den Laden ...« anklingen. Ist das Absicht?

Ja, denn das ist das Gleiche, was der Täter oder die Täterin auch macht, wenn er oder sie sagt: »Wir haben jetzt unser Geheimnis und wenn du ›petzt‹, dann passiert etwas Schreckliches.« Deswegen trifft es sexuell missbrauchte Kinder und Jugendliche so tief, wenn ihre Lehrerin oder ihr Lehrer sie abwehren, ihren Hilferuf als »Petzen« diskreditierten. Es gibt für dieses Phänomen den Ausdruck »blaming the victim«, auf Deutsch »das Opfer beschuldigen«. Wir begegnen immer noch dem Vorurteil, dass eine Frau mit kurzem Rock oder allein nachts auf der Straße selbst schuld ist, wenn ihr etwas zustößt. Diese Umkehrung der Schuld ist auch ein zentraler Grund, warum so wenige sexuelle Gewaltdelikte angezeigt und verfolgt werden.

* Siehe Anhang 1

Den Impuls kennen wir alle, denn wenn bei Ihnen eingebrochen wird, fragt die Polizei als Erstes: Waren alle Türen verschlossen? Sie überlegen fieberhaft, ob Sie alles richtig gemacht haben. Bei einer Sexualstraftat greift das besonders tief, bis in die Seele der Betroffenen, denn Sie haben sich selbst schon hundertmal diese Gedanken gemacht. Erwachsene Frauen machen sich den Vorwurf, sie hätten nicht das Bier mit dem Mann trinken dürfen, sie sollten überhaupt nicht alleine in eine Bar gehen. Kinder denken sich: Ich hätte mich nicht auf seinen Schoß setzen, nicht zu ihm in die Badewanne steigen oder den Film angucken dürfen, oder, oder, oder. Täter und Täterinnen planen den sexuellen Missbrauch über einen sehr langen Zeitraum und schaffen es fast immer – gerade bei kleinen Kindern –, ihre Taten so zu inszenieren, dass das Kind das Gefühl hat, es hätte den ersten Schritt getan.

Eine persönliche Frage: Warum sind Sie dem Thema so lange treu geblieben?

Wenn man ein Gefühl hat für die Opfer, ihnen zugehört und sie erlebt hat, geht das unter die Haut. Mich berühren einzelne Schicksal aus ganz unterschiedlichen Gründen immer noch sehr. Ich suche mir einen Ausgleich, bin beispielsweise in Supervision. Ich bin inzwischen aber nicht mehr in der Beratung von Betroffenen tätig, sondern mein Thema sind Prävention, Supervision und Coaching. Ich kann nach draußen gehen und all die Energie, die ich in der Beratungs- und Begleitarbeit vor Gericht aufgenommen habe, wieder abgeben und dazu nutzen, andere Menschen zu motivieren, etwas dazu beizutragen, dass auf Dauer nicht mehr so viele Jungen und Mädchen sexuell missbraucht werden.

Dabei fällt mir das Wort »Wut« ein. Überfällt sie nach 30 Jahren noch die Wut?

Die kriege ich heute noch. Ich bin auch nach so vielen Jahren nicht gegen Wut gefeit. Aber ich versuche immer, sie konstruktiv umzusetzen. Der Wutfaktor ist immer auch ein Impulsgeber, das ist eine Kraft, die sich aus den bedrückenden Berichten generiert. Die Wut ist eine Triebfeder, die einen immer wieder sagen lässt: Es macht Sinn, diese Arbeit zu tun und für die Opfer zu kämpfen.

Elf drängende Fragen

Sexueller Missbrauch – das verunsichert und wirft viele Fragen auf. Auf die häufigsten wollen wir am Anfang dieses Buches kurze Antworten geben.

1. Wo fängt Missbrauch an?

Missbrauchshandlungen weisen eine große Bandbreite auf und reichen von sexuellen Übergriffen mittels verbaler sexueller Anspielungen bis zur Vergewaltigung. Sexueller Missbrauch von Kindern ist jede sexuelle Handlung, die an Mädchen und Jungen gegen deren Willen vorgenommen wird oder der sie aufgrund körperlicher, seelischer, geistiger oder sprachlicher Unterlegenheit nicht wissentlich zustimmen können. Der Täter oder die Täterin nutzt dabei seine/ihre Macht- und Autoritätsposition aus, um eigene Bedürfnisse auf Kosten des Kindes zu befriedigen.

2. Woran merke ich, dass eine Schülerin oder ein Schüler sexuell missbraucht wird?

Viele Kinder und Jugendliche verändern sich, wenn sie sexuelle Gewalt erleben oder erlebt haben. Aber es gibt keine »typischen«, geschweige denn eindeutigen Anzeichen für sexuellen Missbrauch. Veränderungen im Verhalten und Aussehen können in der Schule auffallen und dazu führen, dass sich Lehrkräfte um diese Schülerin oder diesen Schüler Sorgen machen. Wichtig ist, diese Sorgen nicht wegzuschieben, sondern zu versuchen, mit dem Mädchen oder Jungen zu sprechen, ohne sich mit einer Vermutung bereits festzulegen.

3. Denken sich Kinder oder Jugendliche so etwas aus, um anderen zu schaden oder sich wichtig zu machen?

Kinder und Jugendliche sprechen bei sexuellem Missbrauch wenig oder gar nicht darüber, was ihnen angetan wird – und nicht umgekehrt. Sie leiden unter Schamgefühlen und der Angst, dass man ihnen unterstellt, sie hätten sich das nur ausgedacht. Das hält viele Mädchen und Jungen davon ab, über erlittenen Missbrauch zu sprechen. Lüge und Fantasie haben meist die Funktion, sich selbst aufzuwerten. Das gelingt mit sexuellem Missbrauch nicht, denn Missbrauch demütigt.

4. Darf ich mich als Lehrkraft oder Schulleitung einmischen? Es gibt doch eine Schweigepflicht.

Ja, Lehrkräfte dürfen und sollen sich bei der Vermutung einmischen, eine Schülerin oder ein Schüler werde missbraucht. Mit der Einführung des Bundeskinderschutzgesetzes (2012) gibt es eine eigene Rechtsvorschrift, Paragraf 4 KKG (Gesetz zur Kooperation und Information im Kinderschutz), die Berufsgruppen wie Lehrkräfte dazu berechtigt, bei Kindeswohlgefährdungen die richtigen Schritte zu unternehmen.

5. Muss das Jugendamt sofort informiert werden? Reicht es nicht, mit den Eltern zu sprechen?

Das kommt auf den Fall an. Handelt es sich um den Verdacht auf sexuellen Missbrauch innerhalb der Familie, wäre es falsch, die Eltern darauf anzusprechen. Eine Meldung an das Jugendamt ist richtig und geboten. In anderen Fällen kann mit den Eltern besprochen werden, wie sie ihr Kind davor schützen können. Können die Eltern den Schutz aber nicht sicherstellen, ist wiederum das Jugendamt zu informieren.

6. Wie schütze ich mich als Lehrkraft vor falschem Verdacht?

Ein achtsamer und respektvoller Umgang ist der beste Schutz für beide Seiten. Das heißt nicht, alle körperlichen Berührungen seien verboten. Sie müssen in die Situation passen und den Bedürfnissen der Schülerin oder des Schülers entsprechen – nicht den eigenen. Sollte versehentlich eine Grenze verletzt worden sein, ist es wichtig, sich zu entschuldigen und niemals Stillschweigen zu vereinbaren. Falls es zu einer Grenzverletzung gekommen ist, empfiehlt es sich zum Selbstschutz, sie transparent zu machen, die Kolleginnen oder Kollegen oder die Schulleitung zu informieren.

7. Können Opfer jemals wieder ein glückliches Leben führen?

Ja, wenn die Betroffenen frühzeitig Trost und Hilfe erfahren und sie erleben, dass ihnen weder eine Mitschuld zugeschoben noch ihr Bericht angezweifelt wird. Sie brauchen Zeit und häufig therapeutische Unterstützung, um den Vertrauensmissbrauch und die Verletzung ihrer Gefühle zu verarbeiten. Der Familie und dem schulischen Umfeld kommt dabei eine große Bedeutung zu.

8. Warum missbraucht jemand Kinder?

Es kommen verschiedene Faktoren und Beweggründe zusammen. Ein wesentliches Motiv ist der Wunsch, Macht auszuüben. Täter und Täterinnen handeln nicht aus sexuellem Antrieb heraus, sondern benutzen Sexualität als Mittel, um ein Gefühl von Macht und Überlegenheit zu erleben.

9. Waren alle Täter früher selbst Opfer?

Nein, die meisten missbrauchten Menschen werden nicht zu Tätern und Täterinnen. Von vielen weiß man, dass sie in ihrer Kindheit verschiedenen Formen der Vernachlässigung und der Gewalt ausgesetzt waren, manche auch sexueller Gewalt.

10. Wie viele Kinder sind in Deutschland betroffen?

Es gibt pro Jahr etwa 14 000 polizeiliche Anzeigen wegen sexuellen Missbrauchs von Kindern, Jugendlichen und jugendlichen Schutzbefohlenen. Nur ein kleiner Teil der Taten wird angezeigt, das sogenannte Dunkelfeld ist um ein Vielfaches höher. Der Unabhängige Beauftragte für Fragen des sexuellen Kindesmissbrauchs weist darauf hin, dass in jeder Klasse ein bis zwei Mädchen oder Jungen sitzen, die sexuelle Gewalt erleben oder erlebt haben.

11. Nimmt Missbrauch immer mehr zu?

Nein, darauf weist nichts hin. Zugenommen haben die gesellschaftliche Enttabuisierung und die Sensibilisierung für das Thema. Mit den digitalen Medien haben sich jedoch Risiken verlagert. Immer mehr Minderjährige erleiden sexuelle Übergriffe durch Cybergrooming, durch die Erpressung und Bloßstellung im Zusammenhang mit Sexting oder durch die ungewollte Konfrontation mit Pornografie.

WISSEN

Das Thema im Blick

Was ist sexueller Missbrauch?

Können Sie sexuellen Missbrauch definieren?

Sexueller Missbrauch von Kindern ist jede sexuelle Handlung, die an oder vor Mädchen und Jungen gegen deren Willen vorgenommen wird oder der sie aufgrund körperlicher, seelischer, geistiger oder sprachlicher Unterlegenheit nicht wissentlich zustimmen können. Der Täter oder die Täterin nutzt dabei seine/ihre Macht- und Autoritätsposition aus, um eigene Bedürfnisse auf Kosten des Kindes zu befriedigen.

Ist diese Definition die genauste und umfassendste Beschreibung?

Sexueller Missbrauch ist natürlich primär das, was im 13. Abschnitt des Strafgesetzbuches als sexueller Missbrauch gefasst wird. Es gibt daneben auch die eben genannte sozialwissenschaftliche Definition, die früher ansetzt und sexuelle Übergriffe, die nicht strafrelevant sind, einschließt – wie sexualisierte Sprache und verbale Belästigung, das sexualisierte Begutachten des kindlichen Körpers oder flüchtige Berührung. Gerade für Fortbildungen im pädagogischen Bereich sind diese frühen Formen sexuellen Missbrauchs wichtig, denn auch unter diesen Handlungen leiden Kinder und Jugendliche. Bei derartigen sexuellen Übergriffen ist es zentral, nicht abzuwarten, sondern einzuschreiten. Es wäre auch Lehrkräften* nicht zuzumuten, im Einzelfall zutreffend einzuschätzen, wo die Grenze zur Strafbarkeit verläuft.

* Zur besseren Lesbarkeit verwende ich den Begriff »Lehrkräfte« als Sammelbegriff für alle pädagogischen Beschäftigten in der Schule – von der Klassenlehrerin, über den Schulhelfer bis zur Erzieherin im schulischen Ganztag.

Wo ist der Unterschied zur Grenzverletzung?

Es handelt sich um eine Grenzverletzung, wenn etwas gegen den Willen des Kindes geschieht. Das muss kein sexueller Übergriff sein oder eine sexuelle Straftat, es ist etwas, was dem Kind unangenehm ist. Anders als bei sexuellen Übergriffen und strafrechtlich relevantem Missbrauch kann eine Grenzverletzung aus Versehen oder aus Unachtsamkeit passieren. Subjektiv können Grenzverletzungen sehr unangenehm sein, deshalb sollte der Verursacher oder die Verursacherin nicht einfach darüber hinweggehen, sondern die Verantwortung übernehmen und sich entschuldigen. Lehrkräfte können Kinder und Jugendliche sensibilisieren, solche Grenzverletzungen zurückzuweisen, sich zu beschweren. Umgekehrt sollten die Schülerinnen und Schüler, die unbeabsichtigt die Grenzen anderer verletzen, dazu angehalten werden, besser aufzupassen und um Verzeihung zu bitten. Die oft zu hörende Antwort »War doch nicht mit Absicht!« ist noch keine Entschuldigung.

Ist der Begriff »Sexueller Missbrauch« nicht umstritten?

Um das »wording«, die »korrekte« Wortwahl gab es von Anfang an Diskussionen. Es gab in der Fachwelt erheblichen Einspruch gegen den Missbrauchsbegriff, weil er impliziere, es gäbe einen »Gebrauch«, einen »sexuellen Gebrauch« von Kindern. Und das wurde zu Recht als unerträglich empfunden. Andere hielten dieses Argument an den Haaren herbeigezogen und verteidigten den Missbrauchsbegriff, weil er in erster Linie den Missbrauch des Vertrauens beschreibt. Der wissenschaftlich korrekte Begriff lautet sicherlich »Sexualisierte Gewalt an Kindern und Jugendlichen«. Noch mehr als der ebenfalls verwendete Begriff »Sexuelle Gewalt« macht er deutlich, dass Sexualität als Mittel zum Zweck benutzt wird, um Menschen nachhaltig zu unterdrücken, zu demütigen und sich selbst durch diese Erfahrung als mächtig und überlegen zu erleben. Ich bin in den letzten Jahren wieder mehr zum Begriff »Sexueller Kindesmissbrauch« zurückgekommen, weil er von allen sofort verstanden wird. Das gilt für »sexualisierte Gewalt« nicht, denn Kinder verstehen unter Gewalt immer etwas Gewalttätiges, und die mitunter in Zärtlichkeiten »eingebetteten« Missbrauchshandlungen würden viele Kinder niemals als Gewalt beschreiben.

Ich frage ganz konkret nach: Wenn ein Onkel am Abend zu seiner kleinen Nichte ins Bett steigt und sie anfasst, aber nicht penetriert, ist das sexueller Missbrauch?

Das kommt darauf an, wo und wie er sie anfasst. Wir haben es bei bekannt gewordenem, angezeigtem sexuellen Missbrauch in relativ wenigen Fällen mit invasivem sexuellen Missbrauch zu tun, also mit dem, was wir unter Vergewaltigung verstehen: anal, oral und vaginal. Das Strafgesetzbuch regelt ganz klar, dass eine sexuelle Handlung an einem Kind als sexueller Missbrauch gilt, das Berühren im Intimbereich ist eine sexuelle Handlung. Als Missbrauch wird auch bestraft, wenn jemand einem Kind Pornofilme vorführt oder sich vor ihm exhibitioniert. Schon die Kontaktaufnahme via Internet, die darauf abzielt, ein Kind später bei einem eventuellen persönlichen Treffen zu sexuellen Handlungen zu bringen, ist Missbrauch im strafrechtlichen Sinne. Kommt es zum Eindringen, spricht man von schwerem sexuellen Missbrauch. Die gesetzlichen Regelungen sind sehr differenziert, sie wurden in den vergangenen Jahren deutlich an die Realität angepasst. Schwierig ist und bleibt es, dem Angeklagten Taten nachzuweisen, weil es außer dem Opfer in der Regel keine anderen Zeugen gibt.

Gibt es eine Definition, die sich am Empfinden des Kindes orientiert?

Bei strafrelevanten Vorkommnissen kommt es nicht darauf an, wie das Kind den Vorgang empfindet. Und dafür gibt es gute Gründe: Wenn ein Kind, warum auch immer, die Handlung nicht bemerkt, will man dann den Täter oder die Täterin straffrei lassen? Oder wenn die Manipulation des Täters oder der Täterin so raffiniert ist, dass sie vom Kind als angenehm empfunden wird, ist das dann eine minder schwere Straftat? Aus der Opferberatung kommend formuliere ich es einfach: Gewalt ist alles, was ich nicht will und was mir gegen meinen Willen angetan wird. Die Perspektive auf der subjektiven Ebene der Gefühle und des Erlebens der Betroffenen ist die therapeutisch-beraterische Perspektive, die allerdings im Strafrecht wenig Platz hat. In der Therapie werden Menschen unterstützt, um zu erfahren: »Wenn du das so empfunden hast, dann ist das für dich so richtig. Wir werden gemeinsam sehen, wie du die Situation beenden kannst und ob der Täter oder die Täterin zur Rechenschaft gezogen werden kann.« Es ist möglich, dass es einen relativ »harmlosen Übergriff« oder eine Berührung oder eine atmosphärische Situation gibt, die massiv beeinträchtigend und traumatisierend ist, aber mit dem Strafrecht nicht fassbar.

Wie kommentieren Sie die Einschätzung des Unabhängigen Beauftragten für Fragen des sexuellen Kindesmissbrauchs, dass in jeder Klasse durchschnittlich ein bis zwei Mädchen und/oder Jungen sitzen, die Erfahrung mit sexuellem Missbrauch haben oder hatten?

Das ist selbst für gestandene Lehrerinnen und Lehrer ein ziemlicher Schock, auch wenn sie diese Zahlen theoretisch kennen, aber sie so deutlich ausgesprochen zu hören, ist eine andere Dimension. Sie lassen die Gesichter der Kinder in ihren Klassen im Kopf Revue passieren und müssen erkennen, dass sie möglicherweise einzelnen Kindern nicht haben helfen können. Engagierte Berufsanfängerinnen und -anfänger sollten bei ihrer ersten Stelle möglichst nicht mit dem Thema »Sexueller Missbrauch« einsteigen. Sie müssen sich erst ein gutes Standing innerhalb der Lehrerschaft erarbeiten und die Schülerinnen und Schüler kennenlernen. Es geht darum, mit dem Thema im Kollegium nicht allein dazustehen, sondern möglichst andere Kolleginnen und Kollegen zu gewinnen, damit sie sich qualifizieren und später auch engagieren. Prinzipiell ist es – egal in welchem Schultyp – ein zentraler Teil der Arbeit als Lehrkraft, für jede Art von Problemen der Kinder ansprechbar zu sein. Und das sind pro Klasse mehr als ein bis zwei Kinder.

Wer sind die Täter und Täterinnen?

Warum missbrauchen Erwachsene Kinder und Jugendliche sexuell?

Bei Fortbildungen ist für die Teilnehmenden das Gespräch über Täter und Täterinnen immer am interessantesten. Das hat damit zu tun, dass Täter irgendwie mächtig erscheinen, außerdem gucken wir alle gerne Krimis. Die Fokussierung auf den Täter macht es schwer, zur Situation der Opfer zurückzukehren. Es ist unangenehm und belastend, die Leiden und Folgen für die Betroffenen auszuhalten, aber es ist für Lehrkräfte und andere Fachleute extrem wichtig, über ihre Belastungen und Schädigungen und über die Täterstrategien Bescheid zu wissen. Beides gehört zusammen: Die Leiden der Opfer sind Folgen der Taten.

Es gibt unterschiedliche Tätertypen. Da sind die sogenannten Pädophilen, wie sie sich selbst nennen, der Name kommt aus dem Griechischen und bedeutet die »Liebe zum Kind«. Korrekt bezeichnet man sie als »Pädosexuelle«, denn ihre sexuellen Gefühle sind auf den kindlichen Körper gerichtet, ihr sexuelles Begehren springt nur bei Kindern an. Es ist eine Präferenzstörung und keine Krankheit. Diese Störung resultiert auch nicht aus übermäßigen »Trieben«. Erst wenn Pädosexuelle aktiv werden und ein Mädchen oder einen Jungen sexuell missbrauchen, sind sie Pädokriminelle und damit Sexualstraftäter. Wissenschaftliche Studien gehen davon aus, dass der Anteil der Pädosexuellen unter den Tätern zwischen 10 und 25 Prozent liegt. Interessanterweise gibt es bei Pädokriminellen keine bekannt gewordenen Fälle von Frauen.

Die meisten Täterinnen und Täter sind nicht pädosexuell, sondern sogenannte Ersatztäter. Sie agieren ihre eigenen Unterlegenheitsgefühle an Kindern aus, die noch schwächer und abhängiger sind als sie selbst.

Die meisten Täterinnen und Täter sind nicht pädosexuell, sondern sogenannte Ersatztäter. Ihr hauptsächliches sexuelles Begehren gilt anderen Erwachsenen, aber sie missbrauchen ein Kind sexuell auf der Suche nach einem Machterlebnis. Ersatztäter und -täterinnen leiden unter Defiziten, sie agieren ihre eigenen Unterlegenheitsgefühle an Kindern aus, die noch schwächer und abhängiger sind als sie selbst. Das bedeutet aber nicht, dass diese Täter und Täterinnen in ihrem Erwachsenen-Ich nicht stark und durchsetzungsfähig wären. Es sind häufig angesehene und erfolgreiche Menschen.

Ein anderes Motiv ist Rache. Sie rächen sich beispielsweise an einer Frau, die keinen Kontakt mehr will, an einem Arbeitgeber, der nicht genug bezahlt, oder ganz allgemein an der Gesellschaft. Es gibt sehr unterschiedliche Gründe, aus denen heraus Täter und Täterinnen Kinder sexuell missbrauchen. Es ist das Ziel in der therapeutischen Arbeit, den Grund zu finden, warum sie das tun und was geschehen muss, damit sie damit aufhören – und das ist möglich, wenn sie es ernsthaft wollen.

Ersatztäter und -täterinnen sind nicht krank und in der Regel im Vollbesitz ihrer geistigen Kräfte, obwohl Enthemmung durch Alkohol häufig eine Rolle spielt.

Alle Täter und Täterinnen – egal ob pädosexuell oder Ersatztäter – gehen strategisch vor und agieren sehr gezielt. Sie sind Manipulatoren und Betrüger, denn sie betrügen die Kinder und manipulieren das soziale

Umfeld oder die Familien der Kinder und Jugendlichen. Sie missbrauchen das Vertrauen der Mädchen und Jungen, aber auch das Vertrauen ihrer Bezugspersonen, die die Kinder normalerweise schützen. Sie sind geschickt darin zu verschleiern, zu spalten und so wenig Spuren wie möglich zu hinterlassen. Sie schüren die Schuldgefühle der betroffenen Mädchen und Jungen, damit sie nicht über die Taten sprechen. Auch deswegen ist das Entdeckungsrisiko relativ gering.

Nur wenn wir wissen, wie Täter und Täterinnen »ticken«, können wir Kinder erfolgreich schützen. Prävention heißt auch, Kinder über Missbrauch aufzuklären und sie zu sensibilisieren, damit sie merken, hier ist etwas nicht in Ordnung, wenn sich ihnen ein möglicher Täter oder eine mögliche Täterin nähert. Man nennt diesen Anbahnungsprozess »grooming«, das ist Englisch und bedeutet vorbereiten oder anbahnen.

Sie sagen immer auch »Täterinnen«. Frauen, die missbrauchen, das ist schwer vorstellbar.

Das ist etwas, was wir im Laufe unserer Arbeit lernen mussten. Als wir in der Fachberatungsstellen angefangen haben, waren die Erklärungsmuster noch einfacher: Frauen waren Opfer, Männer die Täter. Mittlerweile wissen wir aus der Forschung, aber auch aus der Beratungspraxis von Täterinnen. Zunehmend kommen Frauen und auch Männer in die Beratung, die als Kinder von Frauen missbraucht worden sind. Wir wissen von ungefähr 20 Prozent Täterinnen unter den Missbrauchenden. Davon sind etwa die Hälfte Frauen, die genauso strategisch und rücksichtslos wie Männer vorgehen, wenn sie Kinder oder Jugendliche sexuell missbrauchen. Sie tun es nicht weniger invasiv, schädigend, ekelerregend und folgenreich als Männer. Die andere Hälfte sind Frauen, die Geld mit kommerziell gefilmten Sexualstraftaten und der Vermittlung von Kindern zu sexuellem Missbrauch verdienen, und auch Paare, bei denen Frauen gemeinsam mit ihren Partnern Kinder sexuell missbrauchen.

Mit in diese Statistik eingerechnet sind Frauen, die konkret wissen, dass ihre Kinder sexuell missbraucht werden, und nichts dagegen unternehmen. Das ist unterlassene Hilfeleistung, ein Thema, das öffentlich mehr Beachtung verdient. Es gibt aber durchaus auch Mütter, die komplett »blind« und vollständig manipuliert sind oder nach eigenen Missbrauchserfahrungen in der Kindheit den Missbrauch ihres Kindes nicht wahrnehmen können.

Gibt es auch jugendliche Täter?

Ja, ihr Anteil ist erheblich. Ein Drittel oder ein Viertel der Taten werden von Jugendlichen verübt. Ich meine ausdrücklich Missbrauchstaten an Kindern und nicht sexuelle Übergriffe gegenüber anderen Jugendlichen. Gerade bei diesen jungen Tätern ist es wichtig, nicht wegzusehen, Grenzen zu setzen, aber auch Hilfen anzubieten. Sie sind noch leichter vom einmal eingeschlagenen Weg abzubringen als ältere Täter.

Wo finden Täter und Täterinnen ihre Opfer?

Sexueller Missbrauch findet mehrheitlich in der Familie und im familiären Nahbereich, bei Verwandten und Freunden der Familie, statt. Das ist die größte Gruppe. Danach kommen das soziale Umfeld, der Sportverein, die Kirchen- oder Jugendgruppe, die entfernteren Freundschaften und Verwandtschaften, auch die Nachbarschaft. Der Fremdtäter ist nach wie vor die absolute Ausnahme. Dieser alte Spruch, der Generationen von Kindern eingebläut wurde, »Geh nicht mit Fremden mit« ist kontraproduktiver Unsinn, denn er spielt den Tätern und Täterinnen im familiären und sozialen Umfeld in die Hände, weil der Nahbereich als ein sicherer und geschützter Raum angenommen wird. Man tut, als käme die Gefahr von außen. Es ist schwer zu akzeptieren und viel bedrohlicher, dass gerade dort, wo Kinder Schutz und Geborgenheit erfahren sollen, sie am häufigsten missbraucht werden. Diese unwiderlegbaren Fakten sind für alle harter Tobak.

Dieser alte Spruch, der Generationen von Kindern eingebläut wurde, »Geh nicht mit Fremden mit« ist kontraproduktiver Unsinn.

Es ist bekannt, dass es Familien gibt, in denen sich über Generationen hinweg immer wieder sexueller Missbrauch wiederholt. Wie kann das passieren?

Wir kennen sogenannte Missbrauchsfamilien aus der Beratung, der Therapie und aus Gerichtsverfahren. Der sexuelle Missbrauch zieht sich bei manchen Familien wie eine Spirale durch die Generationen. Lehrkräfte sollten wissen, dass sexueller Missbrauch zwar nicht vererbbar, aber tradierbar ist.

Erwachsene, die als Kinder sexuell missbraucht worden sind, weder Hilfe noch Unterstützung bekommen haben, die ihre Missbrauchserfahrungen nie bearbeiten konnten, landen möglicherweise in ihren Beziehungen immer wieder bei ähnlichen Typen wie dem ursprünglichen Missbraucher. Es gibt diese Prägung, die immer wieder das bekannte emotionale Muster sucht, selbst wenn es nicht gut ist. Der Wunsch nach dem »guten Vater« und der »guten Mutter« ist sehr tief verankert. Wer diese Eltern nie gehabt hat, wird sich als Partner oder Partnerin immer wieder Menschen suchen, die so ähnlich wie die unguten Eltern sind, weil er oder sie die Hoffnung nicht aufgegeben hat. Es ist schwer, diesen Kreislauf zu durchbrechen. Frauen und Männer müssen, wenn sie sexuell missbraucht worden sind, quasi »lernen«, sich in Menschen zu verlieben, die ganz anders als die Täter sind. Wir sprechen hier über langjährigen frühkindlichen, sexuellen Missbrauch.

Es gibt eine Faustregel für Lehrkräfte: Je dysfunktionaler eine Familie, desto hartnäckiger halten die Familienmitglieder zusammen. Die Sehnsucht nach der »guten Familie« ist extrem stark. Es ist nicht einfach, ein Kind aus so einer Familie herauszunehmen.

Wenn man mit diesen Mädchen und Jungen oder mit Jugendlichen aus solchen Familien arbeitet, ist die biografische Arbeit unerlässlich. Es gilt herauszufinden, wie sie geprägt sind, sich entwickeln und neue Identifikationsfiguren finden können. Die gute Nachricht ist, dass sich diese Prägung nicht automatisch durch die Biografie aller Missbrauchsopfer zieht. Es gibt auch viele, die es schaffen, aus eigener Kraft aus dieser Spirale auszubrechen.

Haben Täter und Täterinnen ein Unrechtsbewusstsein, leiden sie unter einem schlechten Gewissen?

Sie leiden in erster Linie unter der Angst, entdeckt zu werden. Sie fürchten, nicht länger sexuell missbrauchen zu können. Sie fürchten auch die gesellschaftliche Ächtung als Perverser, als Abschaum. Bei manchen Tätern regt sich durchaus das Gewissen, aber durch sogenannte kognitive Verzerrungen drehen und wenden sie ihr Verhalten so lange, bis sie sich wider besseres Wissen selbst glauben, es sei nicht schädlich gewesen, das Kind habe nichts gemerkt oder sei so jung, dass es alles vergessen wird. Oder sie reden sich ein, die Gesellschaft sei so prüde und sexualfeindlich, dass sie die Sexualität mit Kindern verbietet. Es ist bei verurteilten und inhaftierten Tätern ein langer Prozess, bis sie die Abwehr ihrer Verantwortung überwinden und erkennen können, was sie angerichtet haben. Nur sie selbst stehen im Zentrum ihrer Wahrnehmung, sie bemitleiden

Es ist bei verurteilten und inhaftierten Tätern ein langer Prozess, bis sie die Abwehr ihrer Verantwortung überwinden und erkennen können, was sie angerichtet haben.

nur sich, weil sie bestraft worden sind. Nach wie vor suchen sie die Schuld beim Kind oder bei der Umwelt.

Eine bekannte therapeutische Methode ist es, die Täter Briefe an die von ihnen missbrauchten Opfer schreiben zu lassen. Es dauert in der Regel drei bis vier Jahre, bis ein Täter einen angemessenen Brief schreiben und abschicken kann. Lange ist er in der festen Überzeugung gefangen: Ich habe dich doch so geliebt, ich war doch der Beste für dich, du bist doch zu mir gekommen. Es dauert oft Jahre, bis sich bei Tätern eine gewisse Einsicht regt, aber die meisten werden ihr Leben lang das Kind, den Jugendlichen oder das Umfeld für den Missbrauch verantwortlich machen und nicht sich selbst. Echte Reue ist selten.

Werden aus Missbrauchten später Missbraucher?

Männer und Frauen, die als Kinder sexuell missbraucht worden sind, werden keineswegs »automatisch« selbst zu Tätern und Täterinnen. Wer Missbrauch erlebt hat, weiß zu gut, was es bedeutet, Opfer von sexuellem Missbrauch zu sein. Es gibt aber einen kleinen Prozentsatz von ehemaligen Opfern, die die Opferrolle hinter sich lassen wollen und selbst zum Täter werden. Das Erleben von eigener Macht, indem sie andere missbrauchen, »erlöst« sie gleichsam aus ihrer Ohnmachtserfahrung. Wie groß der Anteil ist, kann nicht genau benannt werden. Eigene Angaben von Tätern und Täterinnen sind mit Vorsicht zu genießen, denn in Gerichtsverfahren empfiehlt die Strafverteidigung häufig den Angeklagten, sich selbst als Opfer sexuellen Missbrauchs darzustellen. Das ist eine perfide Form der Verteidigung, weil dieser Missbrauch in der Regel nicht mehr nachweisbar und längst verjährt ist. Das Gericht geht dem in der Regel nicht nach und kümmert sich auch nicht um die Kindheit des Angeklagten. Die Annahme, der Täter oder die Täterin waren in ihrer Kindheit selbst Opfer, ist höchstens eine Erklärung, aber keine Entschuldigung. Man kann vieles mit einer kindlichen Traumatisierung erklären, aber letztlich muss jeder die Frage »Tue ich es oder tue ich es nicht« individuell beantworten und verantworten. Selbst wenn ein Mann pädosexuell fixiert ist, hat er trotzdem die freie Entscheidung, zum Täter zu werden oder nicht. Das ist übrigens der Kern der Arbeit des Präventionsnetzwerks »Kein Täter werden«, das zunächst in Kiel und später an der Berliner Charité seinen Anfang nahm.

Dieses Projekt »Kein Täter werden« gibt es mittlerweile in zwölf verschiedenen Städten. Es wendet sich an Männer. Gibt es eine ähnliche Institution auch für Frauen? Und was ist mit den nicht-pädosexuellen Tätern?

An das Projekt »Kein Täter werden« können sich theoretisch auch pädosexuelle Frauen wenden, aber meines Wissens kommt das kaum vor. Es scheint tatsächlich nur sehr wenige Frauen mit dieser Präferenzstörung zu geben. Das Projekt ist für alle Menschen da, die fürchten, ein pädokrimineller Täter zu werden. Für die anderen Täter gibt es auch Therapien sowohl in den Justizvollzugsanstalten als auch in Freiheit. Bei den Ersatztätern ist die Bereitschaft, sich freiwillig in Beratung und Therapie zu begeben, extrem gering, weil sie meist keinen Leidensdruck haben. In der Regel verpflichtet sie das Gericht, als Teil des Urteils an Therapie oder sozialen Trainingskursen teilzunehmen.

Wann endet bei Missbrauchern das Interesse an ihren Opfern?

Pädokriminelle Männer verlieren das Interesse an ihren Opfern, wenn diese aufgrund ihrer Reifeentwicklung nicht mehr in das vom Täter bevorzugte Alter und Körperschema passen. Dazu muss man wissen, dass manche Pädosexuelle sehr konkrete, wenig variable Vorlieben für bestimmte Kinder haben. Geschlecht, Aussehen, Körperbau, Alter, Naturell – all das kann entscheidend sein. Aber das Alter der Kinder verändert sich naturgemäß laufend. Wer Jungen mit dunklen Locken zwischen acht und zehn bevorzugt, verliert das Interesse, wenn der Junge in die Vorpubertät kommt.

Für alle Täter gilt, dass sie meist von ihrem Opfer ablassen, wenn das Risiko der Entdeckung zu groß wird.

Für alle Täter, aber besonders die Ersatztäter gilt, dass sie meist von ihrem Opfer ablassen, wenn das Risiko der Entdeckung zu groß wird. Die Täter und Täterinnen können die Gefahr meist gut einschätzen. Sie spüren, wenn die Wahrscheinlichkeit wächst, dass das Kind über den Missbrauch spricht oder eine dritte Person ihre Strategien durchschaut. Solange die Täter und Täterinnen die Kontrolle über die Situation und das Opfer haben, werden sie es weiter missbrauchen. Bei Kindern mit geistiger oder körperlicher Behinderung dauert der Missbrauch in der Regel länger und hört häufig auch im Erwachsenenalter nicht auf. In unsere Beratung kamen manchmal behinderte Frauen, die der Täter auch als Erwachsene weiter missbraucht hat, selbst wenn sie bereits von zu Hause ausgezogen waren. Die Einflussnahme auf das Opfer, die Angst und die Scham der Betroffenen sind so gewaltig, dass es ihnen erst mit 30 bis 35 Jahren gelang, sich frei zu machen. Das sind eher Ausnahmefälle. Es gibt viele Jungen und Mädchen, junge Frauen und Männer, die es alleine schaffen, den Missbrauch zu beenden oder sich im eigenen Umfeld Hilfe zu holen. Die werden wir in unserer Beratung nicht sehen. Sie können in einer Partnerschaft die nötige Stabilität auch ohne Therapie finden. Diese Zahlen sind nicht bekannt, ich möchte nicht verallgemeinern.

Wenn ein Täter oder eine Täterin von seinem Opfer ablässt, heißt das aber nicht, dass sie keinen Missbrauch mehr begehen. Häufig wenden sie sich anderen Kindern zu oder verlagern ihre Taten innerhalb der Familie auf jüngere Geschwister oder Enkelkinder. Auf einen Täter kommen in Deutschland durchschnittlich 2,4 Kinder. Es gibt auch die extremen Fälle: Einer der bekanntesten war der mittlerweile verstorbene Reformpädagoge und Direktor der Odenwaldschule Gerold Becker. Er konnte seinen massenhaften sexuellen Missbrauch von Schülern über Jahrzehnte hinweg vertuschen. Ebenso wie der Engländer Jimmy Savile, der in den siebziger und achtziger Jahren Moderator der populären Sendung »Top of the Pops« war. Er verging sich über Jahrzehnte hinweg an etwa 800 meist behinderten Mädchen und Jungen, die der Fernsehstar oft in Krankenhäusern und Behinderteneinrichtungen requirierte und auch an Dritte weitergereicht hat. Die Opfer wagten erst nach seinem Tod, über das zu reden, was er ihnen angetan hatte. Die Institutionen, in denen die Opfer untergebracht waren, haben bei der Vertuschung mitgeholfen.

Was passiert, wenn das Kind dem Täter sagt: »Ich habe meiner Lehrerin gesagt, was du mit mir machst«?

Es kann sein, dass der Täter oder die Täterin den Druck auf das Mädchen oder den Jungen so erhöht, dass es seine Behauptung nicht wiederholt oder alles abstreitet. Aber es kommt auch vor, dass Täter und Täterinnen abrupt den sexuellen Missbrauch beenden, wenn das Entdeckungsrisiko zu groß wird. Es hängt vom Verhältnis zum Kind ab: Ist man mit ihm verwandt, ist der Zugriff täglich möglich? Kann sich das Mädchen, der Junge dem Täter entziehen? Einige Mädchen und Jungen fühlen sich mutiger, nachdem sie sich anvertraut haben, und kommen auf neue Ideen, wie sie sich schützen können: einfach nicht mehr zu ihm gehen, den Judoverein verlassen, die Geigenstunden aufgeben, die Einladungen des Schrebergartennachbarn ausschlagen. Wir wissen aus den Berichten von Schülern und Schülerinnen der Odenwaldschule: Wenn Kinder sich anvertraut haben, hat der Täter von ihnen abgelassen, weil es zu gefährlich wurde. Das Mitteilen ist ein wichtiger Schritt, denn so wird das Tabu gebrochen und das schlechte Geheimnis aufgelöst. In der alten Redewendung »Halbes Leid ist geteiltes Leid« steckt eine Menge Wahres. Zwar ist es nicht ganz so einfach, aber Kinder berichten immer wieder, wie erleichtert sie waren, als sie sich anvertraut haben und ihnen geglaubt wurde.

Das Mitteilen ist ein wichtiger Schritt, denn so wird das Tabu gebrochen und das schlechte Geheimnis aufgelöst.

Wie strategisch gehen Täter und Täterinnen vor?

Was versteht man unter Täterstrategien?

Zunächst muss man sich klarmachen, dass sexueller Missbrauch nicht spontan stattfindet, sondern strategisch geplant wird. Die Entscheidung für einen Missbrauch ist bei manchen Täterinnen und Tätern quasi eine selbstverständliche und bereits »automatische« Handlung. Alle Täter und Täterinnen haben ein seismografisches Gespür, Mädchen oder Jungen ausfindig zu machen, die Defizite in sich tragen, die zu wenig geliebt, zu wenig anerkannt, zu wenig beschenkt werden, für die sich niemand wirklich Zeit nimmt, mit denen keiner ernsthaft spricht. Kinder und Jugendliche, die in akuten Krisen stecken. Mädchen und Jungen, die zu wenig über Sexualität wissen, sodass man ihnen alles weismachen kann. Kinder, die Erwachsene und ihre Autorität fürchten, die gelernt haben, fraglos zu gehorchen. Täter und Täterinnen werden versuchen, dieses Kind, diesen Jugendlichen in die Ambivalenz hineinzuziehen und die leeren Stellen der

Sehnsüchte aufzufüllen oder Lösungen für ihre Probleme anzubieten. Sie nutzen die Schwachstellen der Kinder aus. Jeder Täter, jede Täterin ist daran interessiert, das Opfer möglichst lange sexuell zu missbrauchen, denn je länger und gleichförmiger der Missbrauch abläuft, desto geringer ist das Entdeckungsrisiko. Das Mädchen oder der Junge wird mit einer ausgefeilten Zuwendung über einen längeren Zeitraum abhängig gemacht, die Täter und Täterinnen versuchen Situationen zu schaffen, in denen beide alleine sind. Diese Vorbereitungshandlungen nennt man »grooming«. Erst dann nehmen die Sexualisierung der Begegnungen und die Übergriffe zu. Gleichzeitig werden die Täter sich bemühen, das soziale Umfeld, die Familie für sich einzunehmen, zu bestechen, Nebelkerzen zu werfen, zu verwirren. Langsam, nachdem das Kind bereits in der Ambivalenz gefangen ist, steigern die Täter die Intensität der Missbrauchshandlungen, den Druck und die Drohungen. Eine klassische Strategie ist es, das Kind in ein Geheimnis zu verstricken, das es keinesfalls verraten darf. Jüngere Kinder werden geködert, indem sie gefragt werden, ob sie schon alt genug sind, um ein großes und wichtiges Geheimnis für sich zu behalten. Ältere Kinder werden vor allem mit bedrohlichen Szenarien für den Fall, dass sie etwas verraten, zum Schweigen gebracht.

Eine klassische Strategie ist es, das Kind in ein Geheimnis zu verstricken, das es keinesfalls verraten darf.

Manche Täter und Täterinnen verfolgen sehr langfristige und nachhaltige Strategien, indem sie einen Beruf wählen, in dem sie viel mit Kindern oder Jugendlichen zu tun haben. Oder ein pädosexueller Mann schließt eine Ehe entweder zur Tarnung oder um an die Kinder der Frau heranzukommen.

Wie kommt es zum sexuellen Missbrauch im Umfeld der Familie? Ich stelle mir vor, ein Freund der Familie bietet den Eltern an, den elfjährigen Sohn, mit dem sie zur Zeit einige Schwierigkeiten haben, übers Wochenende mit auf sein Segelboot zu nehmen. Die Eltern sind froh, das Kind begeistert. Kann so ein Missbrauch anfangen?

Genau so könnte es sein. Die Täter sind für die Familie hilfreiche Freunde, sie warten auf Situationen, in denen es familiäre Probleme gibt und sie sich als Unterstützer zur rechten Zeit anbieten können. Sie beschenken Kinder, laden sie zu attraktiven Angeboten ein. Dabei verstricken sie den

Sohn oder die Tochter in ein Fehlverhalten, das sie augenzwinkernd als Geheimnis deklarieren. Beispielsweise bieten sie dem Kind Coca Cola an, worüber sich das Kind freut, denn von den Eltern bekommt es das begehrte Getränk nie. Eine weitere Strategie ist es, einen Keil zwischen Eltern und Kind zu treiben und zu signalisieren, dass man ganz anders als die Eltern ist: großzügig, locker, cool. Wir haben ein drastisches Beispiel in Kiel gehabt, über das wir reden können, weil der Täter verurteilt ist. Er war vormals Sonderschullehrer und hat die Initialen seiner beiden Vornamen D und R seinem Nachnamen vorangestellt, um damit den Anschein zu erwecken, er sei promovierter Arzt. Er hat sich über Jahre hinweg an alleinerziehende Mütter von behinderten Mädchen herangemacht, sie unterstützt, sogar beschenkt, sich mit der Zeit immer mehr um die Mädchen »gekümmert«, bis er sie »gynäkologisch« untersucht, gefilmt und somit sexuell missbraucht hat. Die Mütter haben die Kinder immer wieder zu ihm gebracht. Sie wollten nicht wahrhaben, was in seiner Wohnung wirklich geschah, denn es war ihm gelungen, was alle Täter versuchen: durch Freundlichkeit Vertrauen zu gewinnen und die Wahrnehmung zu manipulieren. Er produzierte die Bilder und Videoaufnahmen, die er von seinen Opfern machte. Es dauerte fast zehn Jahre, bis es genug Beweise und eine rechtskräftiges Urteil mit Freiheitsstrafe gab. Selbst aus der Haftanstalt heraus ist es ihm noch gelungen, mit alten Bildern von Sexualstraftaten zu handeln. Er ist sogar einmal im Landtagsausschuss als »Fachmann« für das Thema aufgetreten. So weit kann Verschleierung gehen.

Körperliche und geistige Behinderung – ein besonderes Risiko

Betrifft sexueller Missbrauch Mädchen und Jungen mit körperlichen und geistigen Beeinträchtigungen in besonderer Weise?

Es ist schockierend, wenn Forschungsergebnisse belegen, dass Jungen und Mädchen mit geistigen und körperlichen Behinderungen sehr viel häufiger Opfer von sexuellem Missbrauch werden als Kinder ohne Behinderungen. Es ist deshalb erforderlich, gerade in den Schulen mit besonderen Förderschwerpunkten viel in Schutzkonzepte, Präventionsmaßnahmen und Personal zu investieren. In Regelschulen, in denen Kinder mit und ohne Behinderungen gemeinsam lernen, müssen Lehrkräfte besonders auf sie achten, denn sie sind in diesen großen Systemen häufig Opfer von sexuellen Übergriffen. Sie sind schwächer, können sich weniger oder gar nicht wehren und sich häufig auch nicht artikulieren. Auffälliges Verhalten wird eher ihrer Behinderung zugeschrieben und nicht einer eventuellen Missbrauchssituation.

Auffälliges Verhalten wird eher ihrer Behinderung zugeschrieben und nicht einer eventuellen Missbrauchssituation.

Die Notwendigkeit, im Bereich der Behindertenhilfe aktiv zu werden, ist noch mal größer. Es sagt eine Menge aus, wenn es ein bundesweit einheitliches Gesetz gibt, das jede einzelne Institution im Bereich der Kinder- und Jugendhilfe – wozu Schulen nicht gehören – zwingt, ein eigenes Schutzkonzept zu erstellen, von dessen Existenz die Betriebserlaubnis abhängt. In den Institutionen der Behindertenhilfe ist das leider oft noch nicht erforderlich.

Brauchen Lehrkräfte, die mit Schülerinnen und Schülern mit Behinderungen arbeiten, eine größere Sensibilität für ihre Verwundbarkeit?

Den Lehrkräften ist das Problem meist bekannt. Es gibt nach meiner Einschätzung in Förderschulen auch eine größere Zahl an Pädagoginnen und Pädagogen, die gelernt haben, sexuellen Missbrauch zu erkennen und zu reagieren. Das bedeutet nicht unbedingt eine größere Souveränität im Umgang mit dem Thema, sie haben aber häufig direkt damit zu tun. Als Zielgruppe sind diese Lehrkräfte am einfachsten fortzubilden, denn sowohl der Bedarf wie die Bereitschaft, etwas zu tun, sind bei ihnen aus meiner Erfahrung am größten. Sie sind sehr nahe am Kind, denn wenn sie Gruppen von acht bis zwölf Kindern haben, können sie mit den einzelnen Kindern einen engeren Kontakt entwickeln. Auch wissen die Lehrkräfte in der Regel viel mehr vom Familienumfeld ihrer Schülerinnen und Schüler als bei wechselnden Klassen mit jeweils 30 Kindern. Zusätzlich haben Sonderschullehrkräfte eine weitergehende Ausbildung, haben mehr zu Entwicklungspsychologie und Pädagogik gelernt.

Wie viel Selbstbestimmung haben Kinder und Jugendliche mit Behinderungen, wenn es um ihre Sexualität geht?

Wir haben vor nicht allzu langer Zeit eine große Tagung gemacht zum Thema »Behinderte Liebe, sexuelle Selbstbestimmung, Rechtsschutz und Stärkung für Einrichtungen der Behindertenhilfe«. Diesen Tag haben wir inklusiv organisiert, sprich es waren ebenso viele Expertinnen und Experten in eigener Sache eingeladen wie Fachkräfte und Angehörige, insgesamt 200 Leute. Es war eine tolle Tagung mit einem hohen Spaßfaktor. Wir haben ein Theaterstück von der Theaterpädagogischen Werkstatt in Osnabrück gezeigt mit dem Titel »Ja und nein und lass das sein«. Die Leute haben sich mit ihren eigenen Erfahrungen schnell geoutet und begeistert und bereitwillig mitgemacht. Es war eine schwierige Aufgabe für die Moderation, alles einzufangen, was da mal eben schnell ausgesprochen wurde. Es ist natürlich nicht bei allen Arten von geistigen Behinderungen so, aber einige Kinder und Jugendliche reden offen über Sexualität, über gute und schlechte Erfahrungen. Gleichzeitig muss man sagen, dass viele Mädchen und Jungen zu wenig oder gar keine Sexualerziehung bekommen. Eltern fällt es teilweise schwer zu akzeptieren, dass ihr Sohn oder ihre Tochter genau wie nicht behinderte Gleichaltrige ein Mensch mit sexuellen Bedürfnissen ist. Sie wollen sie vor Sex beschützen, weil »ja so viel passieren kann«. Diese Haltung ist gefährlich, denn das Wissen über den eigenen Körper und die Kenntnis von den eigenen sexuellen Rechten sind beide Voraussetzung für eine selbstbestimmte Sexualität.

Eltern fällt es teilweise schwer zu akzeptieren, dass ihr Sohn oder ihre Tochter genau wie nicht behinderte Gleichaltrige ein Mensch mit sexuellen Bedürfnissen ist. Sie wollen sie vor Sex beschützen, weil »ja so viel passieren kann«.

Es ist bei Mädchen und Jungen mit Behinderungen in der Mehrheit ähnlich wie bei nicht behinderten: Sie spüren im Fall eines sexuellen Missbrauchs das schlechte Geheimnis. Sie haben es aufgenommen und verinnerlicht, das ist die Intention des Täters oder der Täterin. Menschen mit geistiger Behinderung plaudern nicht einfach alles aus, sie spüren die Drohungen und schweigen. Bei nicht behinderten Mädchen und Jungen hört der sexuelle Missbrauch häufig mit 13, 14 oder 15 Jahren auf, weil das Entdeckungsrisiko zu groß wird.

Bei Mädchen und Jungen mit Behinderung dauert ein Missbrauch manchmal fast lebenslang. Es gibt Fälle, in denen die Opfer 30 Jahre alt sind, manchmal 40 oder sogar 50 Jahre und von Kindheit an vom gleichen Täter missbraucht wurden. Innerlich bleiben einige Menschen mit Behinderung auf dem kognitiven Entwicklungsstadium von dreijährigen, vierjährigen oder fünfjähren Kindern stehen. Sie verhalten sich kindlich, und das ist für Täter anziehend.

Die Rahmenbedingungen sowohl in der Familie als auch in Einrichtungen machen es den Tätern aufgrund der Pflegesituation, des Personalmangels oder überanstrengter Eltern leicht, sexuell zu missbrauchen. Wenn in einer Einrichtung nachts nur eine Person da ist, kann diese tun und lassen, was sie will.

Hier wird deutlich, dass es Missbrauchstätern nicht um Sexualität oder um vermeintlich erotische Attraktionen geht, sondern um ganz andere Dinge, denn sonst würde »Mann« (mit zwei n) sich wohl nicht an Schwerstmehrfachbehinderten vergehen. Sie entsprechen aus Sicht des Durchschnittsbürgers und der Medien nicht dem klassischen Bild von einem attraktiven Sexualpartner. So beleuchtet der sexuelle Missbrauch an diesen Kindern und Jugendlichen besonders deutlich, wie dominierend der Aspekt Macht ist. Die Täter beuten die Schwächsten aus, und das sind die, bei denen das Entdeckungsrisiko am geringsten ist.

Perspektive aus der Praxis

Caroline Müller*, Lehrerin an einer Förderschule

Ich arbeite an einer Förderschule mit dem Schwerpunkt »Geistige Entwicklung«. Ich bin seit 13 Jahren in verschiedenen Förderschulen tätig, habe nach meiner Arbeit als Heilpädagogin 2009 noch eine Fachlehrerausbildung gemacht. Es ist mein Traumberuf, ich mag den Umgang mit Menschen, und vor allem mag ich gerade diese Schülerschaft. Sie zeichnet sich durch einen hohen Vorschuss an Vertrauen, Ehrlichkeit und Offenheit aus. In unserer deutschen Schullandschaft wird die Förderschule mit dem Schwerpunkt Geistige Entwicklung auch von Politikern gerne als Resteschule diskriminiert. Und das wissen die Kinder bedauerlicherweise.

Meine Schule

Es sind Menschen mit vielfältigen Behinderungsformen, wie einer genetischen Disposition (Trisomie 21, fragiles X-Syndrom), Fetales Alkoholsyndrom oder Menschen mit einer Schwermehrfachbehinderung. Die Schule wird auch von Schülerinnen und Schülern besucht, die bereits andere Schulformen durchlaufen haben, an ihre Grenzen gestoßen sind und als sogenannte Rückläufer wieder zu uns kommen. Das heißt, die Schülerschaft umfasst die ganze Spanne von schwerstmehrfachbehinderten Menschen bis hin zu ziemlich fitten und selbstständigen Schülerinnen und Schülern.

Wir beschulen Kinder von der Schuleingangsphase mit sechs Jahren bis zum Abschluss der Berufsschulpflicht, also Erwachsene mit 19 bis 20 Jahren, denn wir decken die gesamte Schulzeit ab. In der Primarstufe geht es zunächst um primäre Fähigkeiten der Selbstständigkeit, das umfasst Dinge der Lebenspraxis wie »Ich ziehe meine Jacke selber an«, »Ich ziehe meine Schuhe alleine an«, »Ich gucke, wo meine Tasche ist«, »Ich decke meinen Tisch«, denn es ist eine Ganztagsschule. Zugleich lernen die Schülerinnen und Schüler verstärkt Kulturtechniken wie Lesen, Rechnen, Schreiben sowie Fächer wie Sachkunde, Kunst, Sport, Schwimmen, Religion. In der Sekundarstufe kommen Fächer wie Hauswirtschaft, Textil, Werken dazu. In der Berufspraxisstufe steht die Arbeitslehre für die Bereiche Holz, Metall, Garten, Hauswirtschaft im Vordergrund, und diese mündet in den Abschluss der Schulzeit als Vorbereitung auf die Arbeitswelt.

In der Schuleingangsphase ist der Personalschlüssel meist drei Kollegen auf sechs Schüler, das ist auch nötig. Es kann sein, dass man einen Tag nur mit Grundsätzlichem verbringt, wie nicht weglaufen, sich wieder anziehen, wenn man die Toilette aufgesucht hat, Händewaschen. Die Konzentrationsspanne dieser Schülerschaft ist gering. Wenn man zehn Minuten am Stück mit ihnen arbeiten konnte, ist

* Name geändert

man dankbar. Bei den älteren Schülern kann man längere Arbeitsphasen einplanen, aber dann gibt es neue Probleme wie die pubertäre Entwicklung.

Wenn ich die Möglichkeit habe, bevorzuge ich das Unterrichten in einer Mittelstufe oder Oberstufe, dann sind die Schüler so herrlich unangepasst. Das macht teilweise Schwierigkeiten, weil sie manchmal völlig unkontrollierte Wutausbrüche bekommen, aber sie sind auch besonders sensibel. Ich habe für die Mädchen in der Pubertät eine Mädchengruppe eingerichtet, um über den Körper, Gefühle und Sexualität zu sprechen. In dem Alter ist der Zugang zu den Schülerinnen und Schülern ein sehr intensiver.

Das Kollegium

Es gibt einen großen Mangel an Förderschullehrern, denn es ist ein anstrengendes Umfeld. Man muss sich flexibel und individuell auf die Bedürfnisse von Schülerinnen und Schülern einstellen, aufgrund der behinderungsbedingten Verhaltensweisen kann man nicht einfach sein Unterrichtsprogramm durchziehen. Wenn ich jemanden mit Epilepsie habe und ein Anfall auftritt oder jemand mit hochgradig fremdaggressiven Verhaltensweisen oder auch mit autoaggressiven Schüben in der Klasse ist, dann stoppt krisenbedingt der Unterricht häufiger.

Mich sprach vor einiger Zeit ein Kollege an: Warum machst du eigentlich Mädchengruppen, mach' mal Jungengruppen, die brauchen das viel nötiger! Aber ich bin eine Frau, ich bin die Falsche für eine Jungengruppe, denn die Jungen brauchen eine männliche Identifikationsfigur. Ich würde mir wünschen, dass mehr Männer bereit sind, sich in dem Bereich »Prävention von sexueller Gewalt« fortzubilden, um jungenspezifische Angebote zu machen. Jungen wollen auch über ihre Gefühle reden, wollen wissen, was in ihrem Körper vorgeht, wollen wissen, was Mädchen toll finden, oder sie möchten vielleicht mal sagen, dass sie mit ihrem Körper unzufrieden sind. Das kann ich als Frau nicht machen. An der Schule achten wir darauf, dass zumindest in den oberen Klassen ein Mann zum Einsatz kommt, aber das reicht meist nicht. Es gibt deutlich mehr Lehrerinnen, Betreuerinnen, Assistentinnen an den Schulen als Männer – leider!

Reden über Sex – der Anfang von Prävention

Es ist ein riesiges Tabu! Dass die Schüler es überhaupt aushalten, sich nackte Körper anzuschauen, ist schon mit ganz viel »iiih«, mit Scham und Angst behaftet. Man muss behutsam vorgehen, aber wenn sie sich lockern, dann sprudeln sie los.

Ich habe eine Mädchengruppe gemacht, in der haben wir nach und nach das Umfeld schaffen können, dass wir über Sexualität, Gefühle, den eigenen Körper gesprochen haben. Ich habe gemerkt, wie sehr das Feld mit Unsicherheiten und Verboten behaftet ist. Das öffnet für Missbrauch Tür und Tor. Ich finde, alle Menschen haben ein Recht auf eine vernünftige Aufklärung. Wir bringen ihnen Lesen, Schreiben, Rechnen bei oder wie sie mit dem Bus selbstständig in der Stadt ein paar Stationen anfahren können. Aber wir bringen ihnen nicht ausreichend bei, wie sie mit ihrem Körper klarkommen, was ist das für eine Bildung? Gerade diese Menschen sind darauf angewiesen, dass sie mehr Zeit haben, etwas zu erfassen. Wir tun so, als gäbe es Sexualität bei geistig Behinderten nicht – und das stimmt natürlich nicht.

Es wird deutlich, dass die Schülerinnen und Schüler weder ihre Sexualität ausprobieren noch ausleben können. Unsere Schülerschaft kommt in der Regel aus verschiedenen Ortschaften mit dem Bus oder den Taxen zur Schule, sodass normale Nachbarschaftskontakte untereinander, die für Jugendliche so wichtig sind, nicht oder nur sehr begrenzt stattfinden können. Die beste Freundin wohnt vielleicht zehn Kilometer entfernt, die Mutter kann nicht immer Treffen arrangieren. Wenn das Interesse für einen Jungen groß ist, dann heißt das nicht, dass die einen Eltern es erlauben und die anderen erfreut sind, wenn das Mädchen kommen und den Jungen besuchen will. Die Kontakte, die Jugendliche entwickeln können, sind sehr unvollkommen und zeitlich begrenzt.

Dann erlebe ich oft, dass die engste Vertrauensperson die Mutter ist, und je nachdem wie aufgeklärt und engagiert sie ist, haben die Jugendlichen die Möglichkeit, sich zu entfalten. Es gibt natürlich auch die Schüler, die relativ fit sind, die sich frei in der Stadt bewegen. Sie lernen Nichtbehinderte kennen und haben auch Freundschaften und sexuelle Kontakte. Meist sind die Eltern schnell dabei, gehen mit den Töchtern zum Frauenarzt und besorgen die Pille.

Die Eltern

Der Lehrplan für die Förderschule sieht vor, dass die Schüler im Fach Sachkunde in Sexualkunde unterrichtet werden. Ich erlebe oft, dass Kolleginnen und Kollegen dem anstehenden Elternabend mit großer Scheu und Sorge entgegensehen, weil sie nicht damit rechnen können, dass sie bei allen Eltern auf Verständnis stoßen. Die meisten Eltern umsorgen ein behindertes Kind von Geburt an, sie sind immer in Sorge um das Kind. Dann wird das Kind älter, die Lehrer reden plötzlich über Sexualkunde, das ist in den Köpfen der Eltern nicht existent. Sie erleben, dass ihre Kinder sich verändern, ihnen Brüste wachsen, die Jungen sich mit ihrem Geschlecht auseinandersetzen und vielleicht in ihrem Beisein masturbieren, die Mädchen sich schminken und körperbetont anziehen wollen. Diese Eltern sagen auf Elternabenden: »Ja, muss das denn sein?« Dabei ist es genau anders herum: Es gibt eine größere Sicherheit, wenn die Kinder früh und behutsam aufgeklärt werden, aber das verstehen manche Eltern nicht, es macht ihnen große Angst!

Schülerinnen mit Migrationshintergrund würden mich am liebsten zum Schweigen verpflichten, damit ich am Elternsprechtag nicht darüber spreche, dass wir uns an den Mädchennachmittagen auch über den weiblichen Körper und über Sexualität unterhalten. Im Unterricht kann ich ihnen helfen, einen Zugang zu ihrem Körper zu finden – ihn zumindest besprechbar zu machen, die Gedanken und Gefühle zu artikulieren.

Wenn eine Familie muslimischen Glaubens kommt und sagt, ich möchte nicht, dass meine Tochter in der Schule Sexualkunde erhält, bin ich kompromisslos. Ich sage, die Lehrpläne sehen das vor, ich bin die falsche Ansprechpartnerin, gehen Sie bitte zum Schulministerium und beschweren Sie sich dort. In der Regel kommen viele sowieso nicht zum Elternabend. Für die Mädchen und Jungen ist es wichtig, dass ihnen ein tolerantes Menschenbild vermittelt wird und dass wir in einem offenen Kulturkreis leben.

Die Schüler und Schülerinnen, die ich bislang unterrichtet habe, hatten für Gefühle nur eine Auswahl von fünf bis sechs Begriffen: »freundlich«, »unfreundlich« oder »nett«, »böse« und »gemein« und dazu noch »traurig«, »weinen«. Dann sind wir bei sieben. Aber die ganze Bandbreite an Gefühlen können sie nicht benennen. Das macht den Umgang mit Gefühlen doppelt schwierig, als Lehrerin muss ich Hilfsmittel einsetzen. Ich habe Bildkarten, die visualisieren Gefühle, anschließend reden wir darüber: Was heißt »traurig«, was heißt »glücklich«, was ist ein gutes Gefühl, was ein schlechtes? Wie fühlt sich das an? Was kann ich dazu sagen? Wie geht es mir damit?

Wenn wir über Gefühle sprechen und darüber, wie sich der Körper verändert, was zwischen Jungen und Mädchen passiert – bei diesen Themen haben Jungen und Mädchen die gleichen Wünsche und Bedürfnisse, aber keine Worte dafür. Der eine Junge exponiert sich, er masturbiert in der Öffentlichkeit, der andere hat von seinen Eltern gelernt, dass er es in seinem Zimmer machen darf, aber es gibt auch welche, für die das eigene Geschlecht mit Verboten belegt ist. Hände auf die Decke, da drunten ist es »Bäh«! Aber wenn wir darüber reden, dass wir Kinder vor Missbrauch schützen wollen, müssen sie Namen und Begriffe in Bezug auf den eigenen Körper mit Inhalt füllen können.

Praktisch für den Unterricht

Ich habe das Material vom Petze-Verlag teils vergrößert, auch verkleinert, oder nutze Teilausschnitte, um im Unterricht möglichst vielfältig arbeiten zu können. Ich finde dieses Material gut für den praktischen Einsatz und habe es für meine Zielgruppe aufgearbeitet. Als Einstieg nehme ich ein riesengroßes Körperpuzzle, bei dem das Geschlecht neutral ist. Wir sitzen um diesen Körper herum und benennen die Körperteile. Dann gibt es Diskussionen darüber, wo der Po anfängt und wo er aufhört, was Po bedeutet. Dann Busen: Wie bezeichnen wir die Brust bei Männern? Es gibt ganz viele Redeanlässe, und die Schülerinnen fangen an zu erzählen. Ich habe einen Stapel roter Hände, die ich aus Pappe ausgeschnitten habe, und grüne Hände. Jede Schülerin kann zeigen, wo sie angefasst und wo sie nicht angefasst werden will. Es kann damit anfangen, dass eine sagt: »Ich will an den Haaren angefasst, aber nicht gekämmt werden.« Die andere sagt: »An meinen Po darf Mama mich anfassen, weil sie den waschen muss, aber ich will nicht, dass mein Bruder mich anfasst. Meine Brust darf aber niemand anfassen, auch Mama nicht.« In den Momenten passiert eine ganze Menge.

Grenzfälle

Wir reden jetzt von einem Umfeld, in dem Kinder und Jugendliche auf Hilfe angewiesen sind. Stellen wir uns vor, ein Junge kann sich nach dem Toilettengang nicht selber abwischen, er ist gewohnt, dass sein Körper berührt und gepflegt wird. Es ist wichtig deutlich zu machen: Was gehört zum Pflegen und was ist nicht mehr in Ordnung? Das muss mit diesen jungen Menschen thematisiert werden. Den Eltern macht es eine Riesenangst, dass ausgerechnet ihr hilfsbedürftiges, behindertes Kind Opfer eines sexuellen Missbrauchs, eines Übergriffs, einer Vergewaltigung werden kann. Da ist die Grenze nicht immer so klar, denn die pflegebedürftigen Menschen sind es gewohnt, dass sie jemand anfasst. Dabei ist Transparenz ganz wichtig! Um die Pflege dieser Menschen würdevoll zu gestalten und auch um deutlich zu machen, alles hat seine Ordnung, spreche ich mit dem Menschen während der Pflege. Wir sagen im Bad: »Ich wasche jetzt deinen Rücken, deinen Oberkörper, willst du deine Scheide selber waschen?« Und wenn das Mädchen es nicht kann, zieht man einen Waschlappen über ihre Hand und führt die Hand, sodass das Mädchen sich quasi selber wäscht. Wenn das nicht möglich ist, sagt man, was man tut, damit dieser Mensch merkt, mit ihm wird wertschätzend umgegangen. Und das wird bei einem Missbrauch nicht geschehen.

Was darf in der Schule stattfinden?

Die Schule hat das Dilemma: Was lässt sie zu und was nicht? Knutschen? Fummeln? Die Schule kann sich einen Rahmen geben, aber viele Schulen haben noch keinen derartigen Rahmen festgeschrieben. Es ist aber auch wirklich schwierig, diesen Rahmen schriftlich festzuhalten. Aus Unsicherheit gilt deshalb ein unausgesprochenes Gesetz, das heißt: Möglichst nicht hier an der Schule! Aber wo ist ein »Woanders«? Ich habe gute Erfahrungen damit gemacht, Eltern über diese Problematik aufzuklären, aber das schaffe ich nur bei Eltern, die ihren Kindern diese Kontakte ermöglichen wollen.

Wir gehen davon aus, dass jeder Mensch ein sexuelles Wesen ist. Erotische oder sexuelle Kontakte zwischen den Geschlechtern ebenso wie gleichgeschlechtliche gehören zur körperlichen und psychischen Entwicklung. Nicht jedes Anfassen ist gleich ein Übergriff, manches ist dem Alter geschuldet und erst einmal völlig normal. Es wird immer dann schwierig, wenn es ein Machtgefälle gibt, wenn ein kognitiv-geistig stärkerer Schüler eine deutlich schwächere Schülerin anmacht. Wenn dann sexuelle Handlungen vorgenommen werden, ist es nicht mehr in Ordnung. Aber wenn es sich um ungefähr gleichaltrige, kognitiv gleich starke Jugendliche handelt, ist das im Rahmen der normalen Entwicklung.

Es gibt aber auch versuchte oder durchgeführte Übergriffe, weil die Jungen nicht wissen, wie sie an die Mädchen rankommen. Hinzu kommt, dass Jungen auch über Pornos auf ihrem Handy sozialisiert werden, aber die Bilder führen zu falschen Annahmen. Auch deshalb ist es wichtig, früh mit der Aufklärung zu beginnen und zu thematisieren, was beim Sex wirklich passiert, wie der eigene und der andere Körper reagieren. Diese Menschen brauchen ganz viel Hilfe und Anleitung. Studien belegen, dass die heutige Jugend nicht aufgeklärter ist als wir, die, wie ich, in den sechziger Jahren zur Welt kamen. Es bestehen bei den Jugendlichen genauso viele Ängste, Unsicherheiten und Missverständnisse wie damals. Und gerade bei den geistig Behinderten ist es noch wichtiger, ein Forum zu schaffen, in dem sie über Gefühle und Wünsche sprechen können.

Täter

Es gibt planende Täter, die sich gezielt Berufe aussuchen, in denen sie genau mit diesen Menschen zu tun haben. Das ist bekannt. Wenn jemand Kontakt zu jungen Kindern haben und nicht entdeckt werden will, sucht er sich einen Job in diesem Bereich. Bei Menschen, die viel mit Jugendlichen zu tun haben, damit meine ich auch diejenigen, die Sportgruppen leiten oder Kirchengruppen, die in Schwimmbädern arbeiten, wo viel Körperkontakt mit Jugendlichen normal ist – bei diesen Menschen also besteht die Gefahr, dass Missbrauch im Spiel sein kann. Da müssen wir immer hingucken.

Die Täterinnen und Täter entwickeln langfristige Strategien, um sich ein Opfer willig zu machen. Zunächst ist es der Vertrauensaufbau, dann sind es Körperkontakte, die alle noch im Rahmen des Angenehmen sind. Dann wird der Junge oder das Mädchen umschmeichelt, es wird privilegiert, es bekommt Aufmerksamkeit, was erst mal schön ist.

Dieser Kontakt wird wie zufällig immer körperlicher, hier eine Berührung, da ein längeres Verweilen der Hand. In der Folge checkt der Täter oder die Täterin ab, ob sich der Jugendliche wehrt oder ob er bereit ist. An diesem Punkt ist für die Mädchen und Jungen die Grenze meist überschritten und sie denken, ich habe ja mitgemacht. Es ist selten so, dass ein Fremder kommt und die Grenze überschreitet. Die meisten Übergriffe passieren im familiären Nahfeld: Nachbarn, Opa, Jugendbetreuer, Hausmeister und so weiter, wie bei nicht behinderten Kindern auch. Aber auch Frauen sind Täterinnen. Oft handelt es sich um geschätzte Vertrauenspersonen, denen die Eltern gerne ihr Kind anvertrauen. Damit soll kein Generalverdacht ausgesprochen werden, aber es ist immer gut, sensibel zu sein!

Wir sagen immer, es ist wichtig, bei Verhaltensauffälligkeiten des Kindes genau hinzusehen. Gibt es Veränderungen in der Familie, Streit bei den Eltern, Krankheit? Man kann aber auch sexuellen Missbrauch in Erwägung ziehen. Wir müssen empfänglicher werden für das, was Kinder signalisieren. Nehmen wir als Beispiel das Mädchen, das sich seit Kurzem immer wie unter Zwang am Stuhlbein reibt, was sie früher so nicht getan hat. Ich würde beobachten, was da passiert, und je nachdem, ob das Kind sprechen kann oder nicht, versuchen, mir über mein Gefühl klar zu werden. Ich würde mir IMMER Hilfe holen bei entsprechenden Fachstellen und niemals alleine irgendetwas initiieren.

Mir ist grundlegend wichtig, als Vertrauensperson für die Kinder ansprechbar zu sein. Statistisch gesehen muss ein Kind sieben- bis achtmal ganz konkret auf einen Missbrauch hinweisen, bis es ernst genommen wird. Bei unseren Schülerinnen und Schülern kommt hinzu, dass sie gar nicht wissen, was sie sagen sollen. So werden sie meist auffällig und suchen eine Möglichkeit, um den Missbrauch mitzuteilen. Ich vermittle den Schülerinnen und Schülern, dass ich alles, was sie mir sagen, ernst nehme. Ich will vermitteln: Ihr findet in mir jemanden, der euch glaubt. Das ist das Problem der meisten Jugendlichen, dass ihnen keiner glaubt. Was sollen sie denn tun?

Ich kenne den Fall von Kindern, die aus einer Familie genommen und in eine Diagnostik-Gruppe vermittelt wurden. Immer, wenn es Nutella gab, haben sie angefangen zu schreien, bis irgendwann deutlich wurde, dass sie es gewohnt waren, wenn das Nutella-Glas auf den Tisch kam, mussten sie ihre Mutter oral befriedigen. Da muss man erst mal draufkommen! Das sind Formen, die wir uns nicht vorstellen können.

Es passiert auch, dass Menschen zu autoaggressivem Verhalten neigen, beispielsweise ein Mädchen, das immer wieder Äste mit ins Zimmer nahm, um sie sich in die Scheide einzuführen, denn es war mit Gegenständen missbraucht worden. Das aufzudecken, ist schwierig, aber der Sinn ist ja, dass wir diese Menschen schützen, deshalb müssen wir genau hingucken.

Vieles, was nicht in Ordnung ist, wird mit der Behinderung erklärt. Es besteht die Gefahr, dass man einen bestehenden Missbrauch, oder sagen wir lieber eine sexuelle Gewalterfahrung, nicht erkennt. Ich habe häufiger erfahren, dass dann gesagt wird, das sei behinderungsspezifisch. Da wünsche ich mir Sensibilität und ein genaues Hinschauen.

Wir müssen einen Rahmen schaffen, der es Tätern erschwert, diese Menschengruppe zu missbrauchen. Zwar sind Maßnahmen wie ein erweitertes Führungszeugnis für eine Bewerbung gut, aber das reicht nicht. Wir müssen in den Institutionen ein Klima schaffen, sei es im Wohnheim, in der Schule, in der Werkstatt, wo deutlich wird: Wenn etwas nicht in Ordnung ist, wenn ein Fehler gemacht wurde, ist diese Problematik im Team besprechbar. Wir brauchen eine Kultur, in der wir Dinge offenlegen können.

Gute Praxis

Ich war in einer katholischen Einrichtung, und das Bistum hat eine Präventionsordnung erlassen. Das ist ein gutes Instrument, um Sorge zu tragen, dass alle hauptamtlichen Mitarbeiter eine Schulung erhalten, um deutlich zu machen: Wir hier tolerieren keinen Missbrauch. Das wünsche ich mir in öffentlichen Schulen auch. Ich habe in einer großen Stadt eine Moderatorenschulung gemacht und Mitarbeiterinnen und Mitarbeiter unserer Einrichtung geschult. Es gibt eine intensive Schulung, die geht über zwölf Stunden an zwei Tagen, dann gestaffelt eine sechs- und eine dreistündige Schulung. Die Drei-Stunden-Schulung ist für Mitarbeiter wie Sekretärinnen und Hausmeister, die sechs Stunden für Mitarbeiter, die mit Jugendlichen in Jugendgruppen in Kontakt kommen. Diese Schulungen halte ich für ein gutes Instrument, vor allem weil sie verpflichtend sind.

Wir haben in den Schulungen immer wieder Teilnehmerinnen und Teilnehmer gehabt, die über eigene Erlebnisse berichtet haben. Das Problem ist, dass manche Menschen, die als Kinder selbst betroffen waren, Angst vor dem Thema haben und diese Schulung sogar vermeiden wollen. Aber wir Moderatoren haben deutlich gemacht, dass es um den Schutz der uns anvertrauten Kinder und Jugendlichen geht. Wer hauptamtlich in dem Bereich arbeitet und eigene Missbrauchserfahrungen hat, muss so viel Professionalität mitbringen, dass er oder sie sich Hilfe holt, um auch im Berufsalltag mit dieser Problematik umgehen zu können.

Es gibt nach den Präventionsschulungen eine Selbstverpflichtungserklärung, die unterschrieben werden muss. Sie ist nur gültig, wenn man als pädagogische Kraft die Zwölf-Stunden-Schulung mitgemacht hat. Damit verpflichtet man sich, den anvertrauten Hilfsbedürftigen (Kindern, Jugendlichen, Erwachsenen und alten Menschen) Schutz zu gewähren, ihre Würde zu achten und verantwortungsvoll mit ihnen umzugehen.

Schulleitung

Es ist gut, wenn die Schulleitung hinter dem Präventionskonzept steht. Die Schulleitung bildet den Charakter der Schule ab. Wenn sich die Schule klar positioniert und deutlich macht: »Hier hat Missbrauch keine Chance«, dann ist die Schulleiterin oder der Schulleiter der erste, der das transportiert. Aber das ist leider nicht immer so, wie ich von Kolleginnen und Kollegen anderer Schulen erfahren habe. Ich habe leider auch die unschöne Erfahrung gemacht, dass ein Schulleiter einen Übergriff mit den Worten kommentierte: »Ach, das wollte die doch, die hat doch mitgemacht.« Das ist keine gute Grundlage.

Wenn Qualifikation nicht gewürdigt wird

Ich bin vor nicht allzu langer Zeit umgezogen und habe mich an meinem neuen Wohnort als angestellte Lehrerin beworben. Ich hatte in meinen Bewerbungsunterlagen ein Zertifikat über meine Moderatorentätigkeit, ich habe auf eigene Kosten auch einen Trainerschein gemacht, ich habe zwei Jahre die Ausbildung »Trainerin zur Prävention von sexueller Gewalt bei Kindern und Jugendlichen« beim Deutschen Kinderschutzbund absolviert, ich habe an einer Fortbildung »Prävention bei sexueller Gewalt bei Flüchtlingen« teilgenommen und ich habe eine Fortbildung dazu gemacht, wie man mit übergriffigen Jugendlichen umgeht, die einen IQ von unter 80 haben.

Bei diesen Zeugnissen müsste doch auffallen, dass ich mich profiliert habe. Ich bin in keinem der Bewerbungsgespräche darauf angesprochen worden. Nie! Das war total absurd. Ich glaube, das Thema ist mit großen Unsicherheiten und Ängsten behaftet.

Entwicklung

Ich bin »sehr dankbar« über die Aufdeckung der Missbrauchsfälle an der Odenwaldschule, am Canisius Kolleg. Sie haben die Debatte vorangebracht. Ich habe die Hoffnung, dass bedingt durch das Ent-Tabuisieren, durch das »Besprechbarmachen« dieser Taten, durch viele Artikel in Zeitungen und Hinweise in den digitalen Medien sich sowohl in Fachkreisen wie in der Bevölkerung etwas ändert und Menschen ermutigt werden, sich Hilfe zu holen.

Wie nehmen Kinder und Jugendliche das Thema wahr?

Was wissen Kinder und Jugendliche über sexuellen Missbrauch?

Das Thema ist mittlerweile sehr präsent. Wir sehen kaum einen »Tatort« oder eine Vorabendserie, in der sexueller Missbrauch nicht vorkommt. Wir lesen kaum eine Zeitschrift, in der sich Prominente nicht mit eigenen Missbrauchserfahrungen outen. Leider berichten die Medien häufig von Fällen, die in der Wirklichkeit die Ausnahme sind, nämlich die Geschichte vom fremden Täter. Aber es gibt auch etliche Spielfilme, in denen es tatsächlich um sexuellen Missbrauch in der Familie und im nahen Umfeld geht. Alleine durch die große Medienpräsenz wissen zumindest Jugendliche über sexuellen Missbrauch Bescheid, wenn auch teilweise aus der falschen Perspektive. Leider verbreiten die Medien zum Teil einen ganzen Strauß althergebrachter Mythen wie »Der Missbrauch endet mit der Tötung des Opfers«, »Der Täter war früher selbst ein Opfer« oder auch »Täter sind immer pädosexuell«.

Ist es Aufgabe der Eltern, mit ihren Kindern über sexuellen Missbrauch zu sprechen?

Wenn Lehrkräfte Präventionsarbeit machen, indem sie den Besuch eines Theaterstücks, einer Ausstellung organisieren oder eine Projektwoche veranstalten, bekommen sie hinterher die Rückmeldung, wie gut es war, mit kompetenten Erwachsenen über sexuellen Missbrauch gesprochen zu haben. Schülerinnen und Schüler sind hoch motiviert für diese Angebote. Kinder und Jugendliche merken zu Hause die Verunsicherung der Eltern, die sich auf sie selbst überträgt. Aus diesem Grund ist es notwendig, in der Präventionsarbeit an Schulen immer auch Elternabende anzusetzen und die Eltern mit ins Boot zu holen. Eventuell gelingt es, die Ängste der Eltern aufzulösen. Kinder reden in der Regel nicht von sich aus mit ihren Müttern und Vätern über »solche« Themen, denn sie haben Angst, gescholten oder gar beschuldigt zu werden. Die Mutter sagt dann: »Ich habe dir doch gesagt, du sollst nicht …« und der Vater schreit: »Na, wenn dir was passiert, den mache ich platt, den zeigen wir an …«. Es geht leider zu oft über den Kopf der Kinder und Jugendlichen hinweg. Sie sehen die Aufregung, die überwältigenden Emotionen, deshalb schonen sie ihre Eltern und sparen das Thema aus. Es wäre gut, wenn Eltern lernen könnten, ein wenig ruhiger und gelassener mit dem Thema umzugehen. Wenn Kinder und Jugendliche gemeinsam mit ihren Eltern unsere Ausstellung zum Thema besuchen, tut es den Eltern gut, denn ihre Kinder können ihnen in der Regel erklären, was sexueller Missbrauch ist.

Erzeugt man bei Kindern und Jugendlichen keine Angst?

Sexueller Missbrauch ist für Kinder und Jugendliche noch nicht so gesellschaftlich überfrachtet. Es ist ein gleichwertiges Thema wie »Kinder werden geschlagen« oder »Kinder werden vernachlässigt«. Sie können selbstverständlicher damit umgehen, es löst nicht diese Schockwellen wie bei den Eltern aus. Wenn man altersangemessenes, qualitätsvolles Material einsetzt, ist das für die Kinder ein ähnliches Thema wie Klimawandel, Artensterben oder Plastikmüll im Meer. Sexueller Missbrauch interessiert sie genauso, und es ist erstaunlich, wie souverän und gelassen sie mit dem Thema umgehen. Wenn man als Schule jedoch auf Präventionsprogramme zurückgreift, die nicht den Qualitätsstandards* entsprechen – und davon gibt es eine ganze Menge, denn Prävention ist ein »Markt« –, können Ängste bei den Kindern entzündet oder geschürt werden. Das ist das Gegenteil von Prävention, denn Angst schwächt.

Missbrauch und andere Kindeswohlgefährdungen

Kinder werden nicht nur sexuell missbraucht, sondern in Familien auch misshandelt, geschlagen, emotional vernachlässigt. Gibt es einen Zusammenhang?

Man darf sexuelle Gewalt und sexuellen Missbrauch nicht isoliert sehen, sondern als eine Facette massiver Kindeswohlgefährdung, es gibt viele Überschneidungen. Häufig erleben missbrauchte Kinder auch Gewalt in der Erziehung, aber keineswegs immer. Kinder, die körperlich miss-

* Eine Literaturempfehlung zu Qualitätsstandards finden Sie im Serviceteil auf Seite 150.

handelt werden, werden nicht automatisch auch sexuell misshandelt. Alkohol in der Familie ist häufig ein Indikator, dass auch andere Grenzen verschwommen sind. Es führt in die Sackgasse, sich ein Kind segmentiert vorzustellen, es ist ein Ganzes und leidet meist an einer Bandbreite von Problemen. Diese Probleme wie Gewalt in der Familie sowohl gegen die Mutter als auch gegen andere Geschwister sind ebenso belastend. Wenn ein Kind zu Hause von niemandem beachtet wird, keiner mit ihm spricht, es quasi unsichtbar ist, ist das nach Aussagen von Kindern genauso belastend wie ein nicht ganz so massiver sexueller Missbrauch. Vernachlässigung muss in der Missbrauchsprävention ernst genommen werden, weil die Täter und Täterinnen ein sehr genaues Gespür für die Nöte von Kindern haben. Sie kümmern sich mit Bedacht vermeintlich liebevoll um vernachlässigte Kinder, deshalb sind sie besonders gefährdet. Vernachlässigte Kinder werden leichter Opfer von sexuellem Missbrauch, weil es viele »offene Flanken« gibt, wo Täter eindringen können.

Vernachlässigung muss in der Missbrauchsprävention ernst genommen werden, weil die Täter und Täterinnen ein sehr genaues Gespür für die Nöte von Kindern haben.

Was ist für Kinder am schlimmsten?

Es gibt bei den Kindeswohlgefährdungen keine Hierarchie. Lehrkräfte sehen meist den sexuellen Missbrauch als das Schlimmste an. Diese Einschätzung teile ich nicht, das ist die Bewertung der Erwachsenen, das Empfinden der Kinder ist abweichend und teilweise divergent. Manche Kinder kämen mit Fällen von schwerster sexueller Gewalt vergleichsweise gut zurecht, wenn die familiäre Reaktion nicht so fatal wäre, nämlich Verleugnen oder Überreaktion. Wodurch auch immer ein Kind oder ein Jugendlicher belastet ist – Schläge, Missbrauch, Vernachlässigung oder häusliche Gewalt –, er oder sie braucht Hilfe. Diese jungen Menschen benötigen jemanden, der sie an der Hand nimmt und aus der Situation hinaus begleitet.

Es gibt bei den Kindeswohlgefährdungen keine Hierarchie.

Woran erkennen Lehrkräfte, dass sie handeln sollten?

Gibt es bestimmte Anzeichen, die auf sexuellen Missbrauch hinweisen?

Noch vor zehn Jahren wurden bei Fortbildungen lange Listen mit Symptomen und Signalen verteilt, weil man davon ausging, dass es typische oder gar spezifische Symptome für Missbrauch gäbe, die von betroffenen Mädchen oder Jungen gezeigt würden. Heute sind wir weiter: Es gibt keine Symptome, die eindeutig auf Missbrauch schließen lassen, aber viele, die ein Hinweis sein können. Diese Symptome oder Auffälligkeiten können auch auf andere Problemlagen hinweisen. Außerdem zeigen Forschungsergebnisse, dass etwa 40 Prozent aller sexuell missbrauchten Mädchen und Jungen gar keine Signale und Symptome aussenden. Sie verfügen über Resilienz, eine innere dynamische Widerstandsfähigkeit, die es ihnen – wie auch immer – ermöglicht, mit Krisen und Katastrophen umzugehen. Das ist eine gute Nachricht.

Es gibt keine Symptome, die eindeutig auf Missbrauch schließen lassen, aber viele, die ein Hinweis sein können.

Können Sie trotzdem einige Symptome beschreiben?

Es gibt Signale und Symptome, die häufiger bei Missbrauch vorkommen als bei anderen Belastungen. Da ist der gesamte Bereich der Magersucht, alles was mit Depressionen und auch mit Suizid zu tun hat. Wir haben vor allen Dingen Kinder und Jugendliche, die nicht mehr lachen. Manches Kind fällt dadurch auf, dass es an jedem Montagmorgen nach einem Wochenende bei dem geschiedenen Vater in der Schule verstummt, verstört oder aggressiv ist. Manche Mädchen oder Jungen kommen unausgeschlafen zur Schule, schlafen sogar während des Unterrichts ein, weil sexueller Missbrauch meist abends und nachts stattfindet. Bei etwas älteren Kindern ist auch selbstverletzendes Verhalten zu beobachten. Dazu neigen Mädchen mehr als Jungen. Mädchen implodieren, Jungen explodieren, die zeigen häufiger ein besonders aggressives oder riskantes Verhalten. Ein weiteres Phänomen bei Mädchen ist, sich äußerlich zu verunstalten. Sie tragen fünf Jacken übereinander und ziehen die Kapuze tief ins Gesicht, ein Versuch, sich unsichtbar zu machen oder den Täter durch ein ungepflegtes Äußeres »abzustoßen«. Dazu passt auch, wenn sie kaum mehr essen oder sich »weghungern« – sie wollen ihren Körper quasi verschwinden lassen. Oder sie futtern sich einen »Schutzschild« an, um innerlich unberührbar zu werden.

Solche Auffälligkeiten können auf Missbrauch hinweisen. Sie sollten eine Lehrkraft aufmerken lassen, ohne dabei sofort nur eine Ursache zu vermuten. Es könnten auch andere Probleme dahinter stecken. Wenn es um das aktive Handeln geht: »Was kann ich als Lehrerin oder Lehrer mit solchen Beobachtungen anfangen?«, ist in aller Regel das Gespräch mit der Schülerin oder dem Schüler die beste Option. Man kann die eigenen Eindrücke schildern, nach den Gründen fragen, Hilfe anbieten, ohne eine Missbrauchsvermutung auszusprechen. Nur Beobachten und Interpretieren hilft am Ende keinem.

Sexuelle Gewalt zwischen Schülern und Schülerinnen

Was verstehen Sie unter sexuellen Übergriffen zwischen Schülerinnen und Schülern?

Vieles, was früher als normal galt, was auf Schulhöfen gang und gäbe war, fällt heute unter sexuellen Übergriff. Nehmen wir die Jungen, die Mädchen einfach den Rock hochheben. Oder Jungen, die anderen Schülern von hinten in die Hoden kneifen. Heute schicken Schülerinnen und Schüler pornografische Filme oder Bilder auf die Smartphones von anderen. Mädchen nennen ihre Konkurrentinnen, aber auch ihre Freundinnen »Bitch«. Jungen grabschen und küssen ungefragt ihre Mitschülerinnen. Oder, oder, oder.

In jeder Klasse gibt es die Starken und die Schwächeren. Gehört es zur Demonstration von Stärke, Schwächere mit sexuell konnotierten Attacken zu demütigen?

Auf jeden Fall. Häufig geschehen Übergriffe und sexuell grenzverletzendes Verhalten in den Klassen, auf dem Schulhof, in der Freizeit, auf Partys und auf Klassenfahrten. Das ist kein sexueller Missbrauch, aber übergriffiges Verhalten. Die Lehrkraft sollte aktiv werden, wenn sie bei einem Kind oder einem Jugendlichen in der Klasse offensichtliche Probleme bemerkt. Schwächere Mädchen und Jungen erleiden solche Übergriffe im Kontext von Mobbing, deshalb ist es wichtig, sie besonders zu schützen und zu fördern.

Das ist kein sexueller Missbrauch, ist solches Verhalten trotzdem strafbar?

Es ist klar zu unterscheiden: Kinder können nicht bestraft werden, denn sie sind unter 14 Jahren nicht strafmündig, aber sie können Straftaten begehen und manches, was sie anderen antun, erfüllt auch einen Straftatbestand. Als Lehrkraft muss man darauf pädagogisch reagieren. Gehen die sexuellen Übergriffe von Jugendlichen aus, kann man sie anzeigen, was aber nur selten geschieht. Ich bin der Ansicht, dass auch Jugendliche vor allem mit pädagogischen Mitteln von diesem Fehlverhalten abgebracht werden sollten, die juristischen sind eher die zweite Wahl. Ich spreche hier nicht von Missbrauch, denn es ist ein erheblicher Unterschied, ob ein Erwachsener oder ein Gleichaltriger andere attackiert.

In der Pubertät gehört das Gerangel zwischen Jungen und Mädchen zum Erwachsenwerden, es ist oft der erste Körperkontakt.

Wir machen immer wieder die Erfahrung: Wenn es um sexuelle Gewalt im Jugendalter zwischen 14 und 18 Jahren oder bis 21 geht, dann werden diese Vergehen bagatellisiert. Leichthin wird gesagt: Ach ja, in dem Alter probieren sie alles Mögliche aus, sie schlagen mal etwas über die Stränge. Aber sexuelle Gewalt ist nichts, was zwangsläufig zur Pubertät und zum Erwachsenwerden gehört! Und sexuelle Gewalt hat Leidtragende. Wenn es um eindeutige Sexualstraftaten geht, die im schulischen Kontext verübt wurden, muss man sie auch klar so benennen und sanktionieren. Für Lehrerinnen und Lehrer stellt sich die Frage: Ab wann sage ich »Das ist ein Täter«?

Sexuelle Gewalt ist nichts, was zwangsläufig zur Pubertät und zum Erwachsenwerden gehört!

Bei Kindern rate ich von den Begriffen »Täter« oder »Opfer« ab, denn das führt zu schlechten Lösungen. Es heizt die Stimmung auf, es polarisiert. »Opfer« ist als Begriff gerade auf Schulhöfen diskreditiert, wer will schon ein Opfer sein? »Opfer-Abo« war sogar das Unwort des Jahres 2012.

Ist der Begriff »Täter« für sexuell übergriffige Jugendliche passend?

Wir haben in unserer Ausstellung für Jugendliche »ECHT KRASS« eine hilfreiche Unterscheidung bei sexuell grenzüberschreitendem Verhalten im Jugendalter gesetzt: »zwischen Täter und Tester«. Tester, das sind Jungen und Mädchen, die ihre Grenzen austesten, die sich was trauen, die mit dem anderen oder dem eigenen Geschlecht in Kontakt treten und dabei auch mal eine Grenze verletzen. Wenn sie merken, sie sind zu weit gegangen, hören sie sofort auf und entschuldigen sich.

Wer legt die Grenzen fest?

Die Grenzen setzt jeder Mensch für sich selbst fest. Alles, was ich definiere, was für mich eine Grenzüberschreitung ist, egal wo ich die Grenze ziehe, ob sie ein Meter um mich herum verläuft oder erst zehn Zentimeter vor mir aufhört. Das ist sehr individuell und hängt auch vom jeweiligen Gegenüber ab. Bei dem einen finde ich es schön, wenn er mich packt und im Schwimmbad ins Becken schubst, beim Nächsten finde ich es unangenehm. Er ist dann einer, der testet und erfährt, dass ich das nicht will. Macht er es wieder, wird er zum Täter, dann handelt er mit Absicht und wird übergriffig. Täter gehen über Grenzen und hören kein »Nein«, beschuldigen möglicherweise das Opfer als Spaßbremse oder auch gröber und werden dadurch zum Täter. Testverhalten und Tatverhalten lassen sich gut auseinanderhalten. Mit den Jugendlichen muss man über beides reden. Es gilt sie zu sensibilisieren, ein »Nein« wahrzunehmen, auch wenn es nicht eindeutig oder laut und deutlich formuliert wird. Es geht vor allem um einen Aushandlungsprozess, es geht um das gemeinsame Gespräch: Was ist okay und was ist nicht in Ordnung? Was will ich und was will ich nicht? Was willst du und was willst du nicht?

Die Grenzen setzt jeder Mensch für sich selbst fest.

Warum ist es für Jugendliche so schwierig auszudrücken, was sie wollen und was nicht?

Das ist im Jugendalter so schwierig, weil in Peer Groups häufig ein verbaler Umgang mit dem Thema Grenzverletzung oder Sexualität herrscht, der es den Kindern und Jugendlichen nicht leicht macht, zu ihren eigenen Gefühlen zu stehen und auszusprechen, was ihnen zu weit geht. Die Mädchen wollen nicht als prüde oder gar zickig gelten, so lassen sie auch

Dinge mit sich machen, die sie auf Nachfrage eigentlich nicht in Ordnung finden. Wenn ein Mädchen, eine junge Frau mit ihrer ganzen Körperlichkeit und ihrem Verhalten signalisiert: Ich will Sex! Und dann relativ spät sagt: Aber nicht mit dir und nicht jetzt, dann ist es für den Jungen, wenn er noch dazu unter Alkohol oder Drogen steht, schwer einzuschätzen, was gerade passiert. Aber wenn das Mädchen am nächsten Morgen der Mutter erzählt, dass ihr etwas Schlimmes geschehen ist, und die Mutter sagt: »Den zeigen wir jetzt an!«, dann läuft es meistens ganz schief. Diese Verfahren gehen selten positiv aus, weil das Gericht anerkennt, dass der vermeintliche Täter nicht verstehen konnte, was das Mädchen eigentlich tun oder nicht tun wollte. Manche Mädchen wollen auch nicht als »leicht zu haben« gelten und weisen Annäherungen zurück, sagen »Nein«, obwohl sie »Ja« meinen. Jungen, die mit solchen Mädchen Erfahrungen gemacht haben, denken bei der nächsten vielleicht, auch ihr »Nein« sei ein »Ja«. Das kann schlimme Folgen haben. Aber auch Jungen tun Dinge, die sie sich nicht wünschen, weil sie Angst haben, sonst kein richtiger Mann zu sein, wenn sie nicht immer für einen Geschlechtsverkehr bereit sind. Hier sind Lehrer als männliche Vorbilder, die diese Geschlechtsrolle infrage stellen, eine große Chance. Diese Kommunikationsfallen haben inzwischen einen aus der Wissenschaft kommenden englischen Namen: »Ja« sagen und »Nein« meinen nennt man »compliance«; »Nein« sagen und »Ja« meinen »token resistance«.

Die Mädchen wollen nicht als prüde oder gar zickig gelten, so lassen sie auch Dinge mit sich machen, die sie auf Nachfrage eigentlich nicht in Ordnung finden. Aber auch Jungen tun Dinge, die sie sich nicht wünschen, weil sie Angst haben, sonst kein richtiger Mann zu sein.

Können Lehrkräfte die Dynamik, die sich in der Klasse entwickelt, steuern?

Die Lehrkraft kann klar ansagen, wo ihre eigenen Grenzen sind, was sie nicht in ihrem Klassenraum akzeptiert, dort hat sie die Definitionshoheit. Wenn sie das gut macht, nimmt sie die Jungen und Mädchen mit und befragt sie, was für sie in Ordnung ist und was nicht. Das fängt bei Begrifflichkeiten an, denn mit Jugendlichen kann und sollte man sehr wohl über Sexualität reden. Es gilt die einzelnen Worte und Begriffe auszuleuchten, abzuwägen, ihre Entwicklung und Konnotation zu erforschen. Was sind angemessene Bezeichnungen, welche Worte sind ehrverletzend, sind diffamierend und im Kontext Schule unakzeptabel? Es ist ein positives Signal für sozial denkende und fühlende Mädchen und Jungen. Gerade auch die Jungen! Die sind nicht alle so ruppig, wenn sie klare Vorgaben bekommen. Dabei geht es um die Vorbildfunktion der Lehrkraft: Wenn sie sich unverschämte Handlungen, sexistische Bemerkungen und grobe Worte bieten lässt, ist sie ein schlechtes Vorbild für alle.

Ab wann haben Jugendliche ein Recht auf ihre Sexualität?

Ab 14 Jahren haben Jugendliche das Recht auf sexuelle Selbstbestimmung, auf das Ausleben ihrer eigenen Sexualität. Unter 14 sind sie offiziell Kinder und können in sexuelle Handlungen noch nicht einwilligen. Es ist eine ganz schwierige Gratwanderung, immer zu gucken, was erlaubt und was nicht erlaubt ist. Wenn es einen einvernehmlichen sexuellen Kontakt zwischen einem 15-Jährigen und einer 13-Jährigen gegeben hat, werden zumindest in Schleswig-Holstein kein Richter und keine Staatsanwaltschaft ein Verfahren beginnen, obwohl es formal ein sexueller Missbrauch wäre. Wir brauchen ein Gesetz, das der Situation Jugendlicher und ihren Wünschen nach sexuellen Kontakten mit Gleichaltrigen gerecht wird und sie nicht kriminalisiert. Es macht einen großen Unterschied, ob der 40-jährige Nachbar sexuelle Handlungen mit der 13-Jährigen durchführt oder ob es ihr 15-jähriger Freund ist. Es ist immer ein Spagat: auf der einen Seite das Recht der Jugendlichen auf sexuelle Selbstbestimmung und auf der anderen Seite die Notwendigkeit, für Schutz zu sorgen. Meist haben aber Regelschulen damit nicht so viel zu tun wie etwa Förderschulen oder die Jugendhilfe.

Virulent ist das Thema für Lehrkräfte bei Klassenfahrten und Schulfeiern. Die Lehrkräfte fragen sich: Gucke ich weg, wenn es nachts auf den Fluren viel Bewegung gibt? Verbiete ich alles von vorneherein? Kann ich nachts überhaupt schlafen? Da wähnen sich einzelne Lehrkräfte bereits mit einem Bein im Gefängnis. Es ist sicherlich sinnvoll, sich vor einer Klassenreise Gedanken über die Aufsichtspflicht zu machen. Lehrkräfte, die mit Kindern verreisen, haben andere Verpflichtungen als Lehrkräfte, die mit Jugendlichen oder jungen Erwachsenen unterwegs sind. Vor einer Klassenfahrt ist es gut, klar zu formulieren, was erlaubt ist und was nicht, und das auch schriftlich an die Eltern zu schicken. So sind alle informiert und die Lehrkräfte weitgehend auf der sicheren Seite. Aus

Ich finde es beim Thema »Sexuelle Gewalt« wichtig, immer wieder zu betonen, dass eine grundsätzlich positive Haltung zu Sexualität einer der wichtigen Bausteine zur Prävention von sexuellem Missbrauch ist.

rechtlicher Sicht dürfen Lehrkräfte den sexuellen Handlungen von Schülerinnen und Schülern unter 16 Jahren keinen Vorschub leisten. Die Lehrkraft muss sich aber nicht die ganze Nacht vor die Türen der Mädchenzimmer setzen, das verlangt das Gesetz nicht. Jugendliche finden immer Mittel und Wege, sich zu treffen.

Ich finde es beim Thema »Sexuelle Gewalt« wichtig, immer wieder zu betonen, dass eine grundsätzlich positive Haltung zu Sexualität einer der wichtigen Bausteine zur Prävention von sexuellem Missbrauch ist.

Es wird vom Schulsystem eine ganze Menge erwartet.

Schulen sind leider aufgrund der Themenfülle, die sie vor sich haben, darauf fokussiert, immer nur Risikoprävention zu betreiben. Das geht bei pubertierenden Jugendlichen nach hinten los, denn alles Verbotene ist besonders interessant. Deshalb stehen unsere Elternabende immer unter der Überschrift »Verbieten ist verboten«. Wenn etwas passiert, was ein sexueller Übergriff oder eine Straftat ist, ist es unwahrscheinlich, dass sich die Jugendlichen an die »Verbietenden«, an die Lehrkräfte oder Eltern wenden, die sowieso allem Sexuellen gegenüber ablehnend sind. Die Jugendlichen befürchten, wenn sie sich Hilfe suchend an Erwachsene wenden, von ihnen mit Vorwürfen überzogen oder als mitschuldig angeprangert zu werden. Das ist tragisch, denn sie brauchen kompetente Hilfe. Hier haben Schulen gute Chancen, sich als Kompetenzorte zu profilieren und Eltern in dieser schwierigen Situation zu entlasten.

Was können Lehrerinnen und Lehrer gegen sexuelle Übergriffe unternehmen?

Lehrkräfte müssen eine Atmosphäre herstellen, in der betroffene Schülerinnen und Schüler spüren oder direkt erfahren, dass sie von der Lehrkraft, der sie sich anvertrauen, Hilfe erwarten können. Das ist leider nicht selbstverständlich. Immer wieder erleben Kinder und Jugendliche, dass sich Erwachsene »raushalten«, behaupten, sie könnten nichts machen, weil sie nicht dabei waren. Dabei geht es um pädagogische Reaktionen und nicht um Beweise oder die Glaubhaftigkeit wie vor Gericht. Lehrkräfte sollten grundsätzlich von der Aufrichtigkeit der Schülerinnen und

Schüler, die über sexuelle Übergriffe berichten, ausgehen. Das Thema ist zu unangenehm, um damit anzugeben.

Welche pädagogische Reaktion ist sinnvoll?

Wichtig sind Einzelgespräche sowohl mit den betroffenen wie mit den übergriffigen Schülerinnen oder Schülern. Diejenigen, denen etwas angetan wurde, brauchen einen geschützten Rahmen, um frei zu sprechen, sich nicht eingeschüchtert zu fühlen. Sie brauchen Trost, Zuwendung und vor allem die Zusicherung, sie zu schützen. Im Gespräch mit dem übergriffigen Jungen oder Mädchen sollte klargemacht werden, dass das Verhalten unter keinen Umständen toleriert wird und pädagogische Konsequenzen folgen müssen. Das können Einschränkungen oder Auflagen sein, die vor allem dem übergriffigen Jungen oder Mädchen helfen, ihr Verhalten zu kontrollieren. Viele dieser Gespräche bleiben unbefriedigend, wenn die Lehrkraft sich auf lange Verhandlungen über das Vorgefallene einlässt. Meistens versuchen übergriffige Schüler oder Schülerinnen, den Vorfall abzustreiten oder zu bagatellisieren. Das ist eine große Herausforderung für Lehrkräfte, die in aller Regel auf den Umgang mit dieser mittlerweile alltäglichen Form von sexualisierter Gewalt in ihrer Ausbildung nicht vorbereitet wurden.

Lehrkräfte sollten grundsätzlich von der Aufrichtigkeit der Schülerinnen und Schüler, die über sexuelle Übergriffe berichten, ausgehen. Das Thema ist zu unangenehm, um damit anzugeben.

Reagieren Jungen und Mädchen unterschiedlich auf sexuell übergriffiges Verhalten in der Schule?

Wir haben nach einer Aufführung des Theaterstücks »Gewalt im Spiel« von der Berliner Gruppe »Rote Grütze« mit den jugendlichen Besuchern diskutiert. Wir trennten sie in der ersten Runde nach Geschlecht und fragten die Mädchen: Was stört euch bei den Jungen am meisten? Die Mädchen gaben in verschiedenen Altersgruppen und durch alle Schularten hindurch zu Protokoll, dass es absolut unakzeptabel und unangenehm ist, dass Jungen mit dem Schubsen, Kneifen, Anfassen, Anmachen nicht aufhören, wenn sie »Nein« sagen. Es ärgert sie, wenn die Jungen sie als Petzen bezeichnen, sobald sie versuchen, bei einer Lehrerin oder einem Lehrer Hilfe zu holen. Man kann erkennen, dass Mädchen sich sehr darum bemühen, Übergriffe selbst durch ein »Nein« zu stoppen, und im Notfall Erwachsene um Hilfe bitten. Bei Jungen habe ich die Erfahrung gemacht, dass sie sich eher körperlich zur Wehr setzen gegenüber übergriffigen Mitschülern und nur in absoluten Ausnahmefällen mit Lehrkräften reden. Für viele Jungen gelten noch immer die alten Sätze, dass sich richtige Jungen wehren können und müssen. Solche überholten Mythen blockieren Jungen den Weg zur Hilfe. Hier kann Schule viel geraderücken.

Welche Gefahren bergen die digitalen Medien?

Hat das Internet für Kinder auch »gute« Seiten?

Das Internet ist bei Kindern und Jugendlichen absolut angekommen. Es ist sinnlos, es auszusparen oder auf Dauer zu verbieten. Mittlerweile wird auch in Kitas und Grundschulen mit Laptops gearbeitet. Es scheint eine Art von Notwendigkeit zu geben, um nicht den Anschluss zu verlieren. Die virtuelle Welt ist für Kinder und Jugendliche die zweite reale Welt, dort sind für sie ebensolche Erfahrungsräume angesiedelt wie in der analogen Welt. Sie nutzen zahlreiche Plattformen kreativ, engagiert, witzig, sozial. Deshalb ist es unsinnig, die virtuelle Welt zu verteufeln. Sowohl Lehrkräfte als auch Eltern sollten halbwegs auf dem Laufenden sein und im Kontakt mit den Kindern bleiben, damit sie wissen, was im Netz und in den sozialen Medien los ist. Es gibt fantastische Schulungen von Jugendlichen für ihre Eltern, damit diese über aktuelle Entwicklungen und Möglichkeiten im Internet Bescheid wissen.

Es gibt auch hervorragende Websites, auf denen Kinder und Jugendliche sich über Sexualität in allen Erscheinungsformen interessant und altersgemäß informieren können, aber auch Seiten, auf denen das Thema »Sexueller Missbrauch« adäquat behandelt wird. Da ist beispielsweise die immer noch aktive Seite der BRAVO, wo das »Dr. Sommer Team« gute Arbeit leistet. Gut zugänglich sind die qualitätsvollen und interaktiven Informationen auf den Seiten der Familienplanungsorganisation »pro familia« oder der Bundeszentrale für gesundheitliche Aufklärung. Das Internet ist nicht nur eine Quelle von Drama, Wahnsinn, Horror und

Sexismus, sondern es ist eine gute Möglichkeit für Schülerinnen und Schüler, sich vertrauensvoll an kompetente Fachleute zu wenden. Wir wissen aber auch, dass Jungen und Mädchen es sehr zu schätzen wissen, wenn sie einen echten Menschen finden, der mit ihnen über Sexualität sprechen will und ihre Fragen beantworten kann.

Das Internet ist nicht nur eine Quelle von Drama, Wahnsinn, Horror und Sexismus, sondern es ist eine gute Möglichkeit für Schülerinnen und Schüler, sich vertrauensvoll an kompetente Fachleute zu wenden.

Wir haben es in der Regel leider mit einer Art Verschiebebahnhof zu tun: Die Eltern denken, das übernimmt die Schule, die Schule denkt, das müssten doch die Eltern machen. Beide sagen: Unsere Kinder sind durch die Medien schon so übersexualisiert, die wissen doch sowieso schon alles und haben keine Fragen mehr.

Wie kommen Mädchen und Jungen an pornografisches Material?

Kinder und Jugendliche landen nicht automatisch und unabsichtlich auf Websites mit Darstellungen expliziter sexueller Handlungen, dazu müssen sie als User etliche bewusste Schritte unternehmen. Kinder sind neugierig und begeben sich aktiv auf die Suche nach pornografischen Seiten, indem sie entsprechende Begriffe »googeln«. Wenn Kinder und Jugendliche sich untereinander »verbotene« Seiten zuschicken, sind das nicht nur gefilmte Sexualstraftaten, es können rassistische, tierquälerische oder menschenverachtende Inhalte sein. Es ist notwendig, mit Kindern zu reden, denn solche Bilder oder Filme können sie massiv überfordern und erschüttern. Kinder und Jugendliche sollen immer das Gefühl haben, auch wenn sie verstörende Inhalte konsumiert haben, dass da jemand ist, mit dem sie darüber reden können, der nicht ausflippt und sie mit Vorwürfen überschüttet.

Im Bereich der pornografischen Seiten existiert ein starker Gender-Unterschied: Jungen scheinen sich wesentlich intensiver mit Pornografie zu beschäftigen als Mädchen, aber es ist glücklicherweise nicht so – das bestätigt auch die Forschung –, dass Jungen, die gewalttätige Darstellungen von Sexualität konsumieren, automatisch selbst gewalttätig agieren. Labile Jungen holen sich jedoch auf diesen Seiten Anregungen und senken die eigene Hemmschwelle. Es werden immer wieder Männer angeklagt, die Gewaltszenen »nachgespielt« haben. Das ist die Ausnahme und nicht die Regel. Grundsätzlich muss man bei Pornografie und ihren Wirkungen unterscheiden: Ist es ein Kind oder ein Jugendlicher, der das sieht? Bei Kindern muss von einer schädigenden Wirkung ausgegangen werden, denn ihre Lebenswelt unterscheidet sich noch sehr von der der Jugendlichen, die sich in den »Startlöchern« zur erwachsenen Sexualität befinden. Es ist kein Zufall, dass das Strafgesetzbuch das Zeigen von pornografischem Material gegenüber Kindern als Missbrauch unter Strafe stellt. Der Gesetzgeber geht davon aus, dass das Recht der Kinder auf ihre ungestörte sexuelle Entwicklung dadurch gefährdet wird.

Wie nutzen Täter und Täterinnen, die sexuellen Missbrauch planen, das Internet?

Auch bei der Annäherung über elektronische Medien kommen Täter und Täterinnen in der Regel aus dem sozialen Nahfeld. Es gibt aber auch Sexualstraftäter, die aus der Ferne ihnen unbekannte Kinder anlocken, auf diesem Gebiet muss noch viel getan werden. Im Anbahnungsprozess bietet das Internet aus Sicht der Täter und Täterinnen ideale Möglichkeiten für eine unauffällige Kontaktaufnahme, das sogenannte Cybergrooming. Im Internet kann jede Person eine andere, anziehendere Persönlichkeit annehmen: Aus Männern werden Frauen, aus alten Männern junge Studenten. Aus einer inszenierten Fantasiewelt heraus können Täter und Täterinnen einen »Grooming-Prozess« mühelos steuern. Täter bereiten die Missbrauchshandlungen vor, ohne dass irgendjemand außer dem angesprochenen Mädchen oder Jungen etwas merkt. Sie kontaktieren sie über soziale Netzwerke oder die Online-Funktionen von Spielen. Es ist relativ einfach, Kinder auszuspionieren.

Mädchen und Jungen, die viel alleine und deshalb oft im Netz sind, sind besonders gefährdet. Sie sprechen leicht auf Komplimente und das geheuchelte Interesse an ihrer Person an.

Mädchen und Jungen, die viel alleine und deshalb oft im Netz sind, sind besonders gefährdet. Sie sprechen leicht auf Komplimente und das geheuchelte Interesse an ihrer Person an. Wer so eingelullt wird, lässt sich auch leichter dazu überreden, sich zuerst freizügig, dann nackt zu zeigen und Bilder von sich zu verschicken. So etwas tun Kinder, anders als Jugendliche, nicht aus eigenem Impuls, sie werden dazu aufgefordert. Mit den Bildern kann man Kinder erpressen und sie zu realen Treffen zwingen, bei denen der Missbrauch dann stattfindet. Aber viele Treffen mit Internetbekanntschaften werden ohne Zwang verabredet. Hier gelten die Regeln: »Weiß jemand, wo du bist? Triff die Person nie alleine. Verabrede dich immer an öffentlichen Orten.« Das wissen Kinder und Jugendliche in der Regel, ihnen sind Gewalttaten und Sexualstraftaten aus dem Fernsehen bekannt. Täter umgehen allerdings häufig alle Hürden.

Sagen Sie noch etwas zu den Bildern?

Es gibt diesen Standardsatz: »Das Netz vergisst nichts«. Es ist fürchterlich, wenn Missbrauchsdarstellungen dauerhaft im Netz bleiben. Wir sprechen übrigens nicht von »Kinderpornografie«, denn es gibt keine Pornografie mit Kindern. Der Begriff ist verharmlosend, weil Pornografie nur bedeutet: Darstellung explizit sexueller Handlungen. Aber mit Kindern gibt es keine sexuellen Handlungen, sondern nur sexuelle Gewalthandlungen. Dass solche und auch harmlosere, aber trotzdem peinliche intime Bilder in der Regel immer in der Online-Welt sichtbar bleiben, ist für die Abgebildeten schockierend. Mädchen, junge Frauen und Männer müssen wissen, dass ihre Bilder möglicherweise lebenslang auffindbar sind.

Mit Kindern gibt es keine sexuellen Handlungen, sondern nur sexuelle Gewalthandlungen.

Ist die Herstellung von Missbrauchsmaterial ein neuer Trend im Internet?

Nein, das Thema »Sexueller Missbrauch und Medien« ist nicht erst seit dem Internet akut. Früher benutzten die Täter Super 8 oder VHS, heute sind Aufnahmen viel leichter verfügbar, billig, unkompliziert und massenhaft zu verbreiten. Aus der Arbeit mit Tätern ist bekannt, dass gefilmte Sexualstraftaten durchaus dazu dienen können, Hemmschwellen zu senken. Deswegen ist es wichtig, die Entwicklungen im Auge zu behalten. Was für das Netz produziert und im Netz konsumiert wird, dient zudem der Selbstvergewisserung von Tätern: »Das machen doch alle, das kann ich auch, wenn das so leicht zugänglich ist, ist das etwas völlig Normales. Und wenn ich ein Bild liefere, bekomme ich hundert zurück«, denn im Netz läuft viel über Tauschhandel.

Was halten Sie vom »Sexting«?

»Sexting« setzt sich zusammen aus Sex und Text, das sind kurze erotische, sexuell eindeutige Nachrichten, die mit oder ohne Fotos und Filmchen verschickt werden. Es gibt durchaus den positiven Aspekt, wenn Mädchen und Jungen stolz auf ihre Körper sind, sich nicht schämen, sich gerne zeigen, ist das ein Ausdruck von Selbstsicherheit und Offenheit. Sie sollten allerdings den Rahmen kennen, in dem sie das ohne Gefährdung tun können. Sie müssen wissen, dass ihr Vertrauen, dass sie die Fotos nur an den »Richtigen« schicken, der sie bei sich behält, leicht missbraucht werden kann. Lehrkräfte, die Medienkompetenz unterrichten, sollten den Umgang mit besonders privaten Fotos und dem Sexting ohne moralischen Zeigefinger besprechen. Sie diskreditieren sich sonst als jemand, der sowieso nichts von den Dingen versteht, die für Mädchen und Jungen wichtig sind. Geht beim Sexting etwas schief, wird eine Absenderin oder ein Absender solcher Bilder durch unerlaubtes Verbreiten blamiert, dann scheidet die Lehrkraft als hilfreiche Ansprechperson aus. Denn sie war ja gegen Sexting!

Müssen Lehrkräfte heute wissen, welche aktuellen Plattformen, welche Apps, welche Dienste bei Jugendlichen angesagt sind?

Ich halte das für eine Kernkompetenz, denn Lehrkräfte sollten immer Interesse an der eigenen Zielgruppe haben, um mit den Schülerinnen und Schülern im Gespräch zu bleiben. Wir haben das Problem sowohl in den Schulen wie bei den Eltern: Alles, was es an Filtern und an Sicherheitseinstellungen gibt, wird von den Kindern geknackt, kaum dass es installiert wurde. Kinder und Jugendliche sind »digital natives«, Eingeborene im digitalen Wunderland. Sie können technisch meist mehr als ihre Eltern und Lehrer. Aber eben nur technisch. Inhaltlich sieht es anders aus. Es klappt ganz gut, sich als Lehrkraft von ihnen etwas zeigen zu lassen: Ich lerne gerne etwas von euch!

Sich abzukoppeln und auf den Standpunkt zurückzuziehen: »Mit der Entwicklung komme ich nicht mit«, geht eigentlich nicht. Es ist nicht nötig, alle Anwendungen im Netz selbst zu nutzen, man muss sich auch nicht in den sozialen Netzwerken tummeln, aber pro Klasse sollten ein bis zwei Lehrkräfte da sein, die auf dem Laufenden sind und auf Augenhöhe mit den Schülerinnen und Schülern sprechen können. Wer sich verweigert, koppelt sich von ihren Lebenswelten ab und ist keine kompetente Ansprechperson. Die Lehrkräfte, die in den letzten zehn Jahren an den Schulen angefangen haben, sind selbst bereits »digital natives«.

Das betroffene Kind im Blick

Was bedeutet Missbrauch für Kinder und Jugendliche?

Wie erträgt ein Kind, ein Jugendlicher den sexuellen Missbrauch?

Wenn Menschen traumatischen Erlebnissen ausgesetzt sind – und sexueller Missbrauch, gerade wenn er über einen langen Zeitraum andauert, kann ein schweres traumatisches Ereignis sein –, dann versucht die Psyche, den Missbrauch abzuspalten. Das Mädchen oder der Junge fantasiert sich in eine Traumwelt, an einen anderen, schöneren Ort. Sie reagieren mit einem gesunden Schutzmechanismus, wenn sie nicht weglaufen können. Opfer von sexuellem Missbrauch können meist nicht weglaufen, sind in der Situation gefangen, unterlegen und völlig verwirrt über das, was da geschieht. Verwirrt, weil ein Mensch, den sie eigentlich mögen, merkwürdige Dinge tut und sagt. Deshalb »beamen« sie sich in eine Fantasiewelt, tun während des Missbrauchs so, als ob sie schliefen, sind gar nicht »dabei« oder gleich eine andere Person. Sowie sie das Geschehen auf sich beziehen, es mitteilen, ihnen geglaubt wird, müssen sie den Missbrauch als wirklich erkennen. Das ist ein schmerzhafter und komplizierter Prozess.

Spricht das Opfer aus, was ihm angetan wird, geschieht das, womit der Täter – wenn es der Vater ist – immer gedroht hat: »Die Familie zerbricht, du wirst aus der Familie geholt und weggebracht, die Mutter glaubt dir sowieso nicht.« Und das Kind wird in seiner Not möglicherweise sagen: »Es war gar nicht so, es ist nichts passiert, das habe ich mir ausgedacht.«

Das ist ein Grund, weshalb jede Intervention so kompliziert ist, denn die Ambivalenz ist schwer zu ertragen. Das ist Teil der Täterstrategie. Täter, die zum Familienumfeld gehören, haben für das Kind auch positive Erlebnisse geschaffen. Sie haben Zeit miteinander verbracht, das Kind wurde beschenkt, belohnt, es erhielt Aufmerksamkeit, wurde zärtlich in den Arm genommen – alles Erfahrungen, die das Kind genossen hat, die es vielleicht vorher entbehren musste. Deshalb ist die Ambivalenz so groß. Kein missbrauchtes Kind, kein missbrauchter Jugendlicher will Sexualität mit einem Erwachsenen erleben, aber sie wollen Zeit mit Erwachsenen verbringen, suchen ihre Gegenwart und Anerkennung und gute Versorgung.

> **Opfer von sexuellem Missbrauch können meist nicht weglaufen, sind in der Situation gefangen und völlig verwirrt, weil ein Mensch, den sie eigentlich mögen, merkwürdige Dinge tut und sagt.**

Wie können Lehrkräfte mit dieser komplexen, zeit- und kräftezehrenden Ambivalenz umgehen?

Sie brauchen eine klare Haltung und die innere Sicherheit, dass diese Ambivalenz nicht ihre eigene ist. Wenn sich die Lehrkraft klarmacht, dass die Ambivalenz nicht aus ihr kommt, sondern dass der Täter oder die Täterin sie beim Kind oder Jugendlichen auslöst, dann kann sie sicher handeln. Sie sollte sich keine Wunder erhoffen, innerhalb von 24 Stunden wird niemand eine ideale Lösung finden. Nach komplexen Missbrauchsverläufen braucht es oft viele kleine Schritte, damit die Situation für das betroffene Kind wirklich geklärt und deutlich verbessert werden kann.

Haben Kinder ein angeborenes Gefühl dafür, was im Hinblick auf Sexualität für sie gut ist und was nicht?

Kinder haben eine Sexualität, aber es ist nicht die Sexualität der Erwachsenen. Kinder wollen auch Sexualität mit sich selbst, an sich selbst, vielleicht mit anderen Kindern erleben und auch entdecken; aber die Sexualität der Erwachsenen hat mit der kindlichen Sexualität überhaupt nichts zu tun. Kinder werden in diesem »Grooming«-Prozess die sexuelle Komponente möglicherweise noch nicht erkennen können. Es passiert bei sexuellem Missbrauch in der Anbahnungsphase, dass sich bestimmte Handlungen erst mal ganz okay anfühlen oder sogar angenehm kribbelig. Das kippt irgendwann, und zwar dann, wenn das vermeintliche Spiel vom Täter oder von der Täterin stärker sexualisiert wird. Die Kinder spüren die ungute Energie und bekommen ein schlechtes Gewissen. Die böse Absicht der Täter nehmen sie wahr, sie haben ein Gespür für den Moment, wenn sich die Situation verändert. Aber die Täter werden meist in der Lage sein, das ungute Gefühl wegzureden, weg zu manipulieren oder es unter Geschenken zu begraben. Damit ziehen sie das Kind in die Ambivalenz, vor allem weil sie ständig wiederholen: »Du hast es doch auch gewollt, du bist doch mitgekommen, du hast mitgemacht.« Damit sitzen die Kinder schnell in der Falle. Diese Falle ist sowohl für Mädchen wie für Jungen verhängnisvoll. Für Jungen ist sie besonders heikel, wenn es den Tätern gelingt, den Jungen sexuell zu stimulieren. Bei Jungen können die Täter sagen: »Du willst nicht, du sträubst dich, aber du bist doch ein ganzer Kerl. Dein Pimmel ist schon ganz steif, der weiß, wo es langgeht.« Die Jungen denken, ihr Körper will etwas anderes als sie selber, das ist eine heftige Zerreißprobe. Sie haben zusätzlich Angst, schwul zu sein oder schwul zu werden. Homosexualität ist für viele Jungen immer noch problematisch. Davon kann jede Lehrkraft ein Lied singen, denn bei Beschimpfungen auf dem Schulhof ist »schwul sein« das Thema Nummer eins. Jungen haben mit Rollenbildern zu kämpfen, denn hier gilt: Mann sein und Opfer sein passt einfach nicht zusammen.

Die Sexualität der Erwachsenen hat mit der kindlichen Sexualität überhaupt nichts zu tun.

Was brauchen Kinder und Jugendliche, um sprechen zu können?

Finden Kinder die richtigen Worte? Sie sind ja nicht gewohnt, über Sexualität zu sprechen.

Viele Kinder haben die Erfahrung gemacht, über den Missbrauch reden zu wollen und keine Hilfe zu bekommen. Daher sind sie verunsichert und ringen um Worte. Ein weiteres Problem ist, dass sie meist nur die Sprache der Täter kennen, deren Worte benutzen – und die sind oft verklausuliert oder in Fantasiegeschichten eingebettet. Jüngere Kinder können noch nicht unmissverständlich über sexuelle Handlungen reden, weil sie das Sexuelle daran nicht verstehen. Das liegt nicht immer an fehlender Aufklärung, sondern daran, dass das, was da geschieht, in ihrer Lebenswelt noch keinen Platz hat.

Ein Beispiel von einem Missbrauchsfall in der Kernfamilie, der Stiefvater ist der Täter: Er hat das Kind immer nachts, bevor er selbst schlafen ging, missbraucht. Er legte sich zu dem Kind ins Bett, und wenn es aufwachte, war das Bett durch den Samenerguss des Stiefvaters nass. Er sagte dann: »Da war ein ganz schreckliches Monster oder eine fürchterliche Schlange bei dir unter der Decke, aber der Papa ist gekommen und hat die Schlange vertrieben. Jetzt ist alles wieder gut und wir beziehen das Bett frisch.« Ähnlich einfallsreiche Gruselmärchen inszenieren Täter gerade bei kleineren Kindern, um sie zusätzlich zu verunsichern. Deswegen erzählen Kinder bisweilen abgedrehte, vermeintlich zusammengesponnene Geschichten, weil sie die Tätersprache kopieren.

> Jüngere Kinder können noch nicht unmissverständlich über sexuelle Handlungen reden, weil sie das Sexuelle daran nicht verstehen.

Bei den älteren Kindern und Jugendlichen ist es etwas anders: Die verstehen ab irgendeinem Punkt das Sexuelle und schämen sich so, dass es ihnen schwerfällt auszusprechen, was ihnen angetan wurde. Es ist noch komplizierter, wenn sie keine adäquate Sexualerziehung erlebt haben und Sexualität eher mit Sünde und »schlecht« konnotiert ist.

Wie erzählen betroffene Mädchen oder Jungen ihre Geschichte, wenn sie reden wollen? Gibt es Muster?

Lehrerinnen und Lehrer sollten wissen, dass Mädchen und Jungen in der Regel »Testballons« loslassen. Sie erzählen erst mal eine kleine Geschichte und beobachten, wie die Lehrkraft spontan reagiert. Sie berichten von aufregenden Filmen, die sie angeblich im Fernsehen gesehen haben, oder von einer Freundin, die vom Pfarrer so komisch angefasst wird. Wenn die Lehrkraft dann sagt: »Das kann doch gar nicht sein, der Pfarrer ist total nett, den kenne ich«, dann ist dieser Hilferuf ins Leere gelaufen. Wenn sie aber die Geschichte glaubt und vermittelt, dass sie das Problem versteht und auf der Seite der betroffenen Person steht, dann ist das ein Signal für das Kind oder den Jugendlichen, weiterzuerzählen. Ich nenne das »Salamitaktik«: Scheibchen für Scheibchen und immer beobachtend, ob die Lehrerin oder der Lehrer noch mitgeht, gut reagiert. Es gibt auch andere Situationen, da stellt sich das Mädchen oder der Junge vor die Lehrkraft und erzählt die Missbrauchsgeschichte. Auch das kommt vor.

Lehrkräfte sollten sensibel für Zwischentöne sein, nicht zu beharrlich nachfragen, vor allem zuhören, was die Kinder von sich aus berichten. Anders als bei Journalisten sind alle W-Fragen – wie, wo, wann, warum – erst mal tabu.

Lehrkräfte sollten sensibel für Zwischentöne sein, nicht zu beharrlich nachfragen, vor allem zuhören, was die Kinder von sich aus berichten. Anders als bei Journalisten sind alle W-Fragen – wie, wo, wann, warum – erst mal tabu.

Sind die Berichte der Kinder immer die volle Wahrheit?

Lehrkräfte sollten den Kindern nicht unbedingt eins zu eins glauben. Manchmal erzählen sie über Umwege, um überhaupt zum Thema zu kommen. Sie wollen nicht lügen, sondern einen gangbaren Weg finden. Kinder erfinden keinen Missbrauch, der Missbrauch ist wirklich. Aber durch die hohe Ambivalenz benennen sie manchmal falsche Täter, sprechen von einem Fremden, obwohl es der eigene Opa oder Onkel war.

Die Lehrkraft kann mit dieser möglichen Wahrheitsverschiebung sensibel umgehen und dem Kind Spielräume zur Korrektur einräumen. Wenn sie das »Geschenk der Offenbarung« nicht gleich fallen lässt, wird die Geschichte weitergehen. Das hören wir auch bei den Fachberatungsstellen, die nicht weiterkommen, weil das betroffene Kind vom Mann im Bierzelt oder von einem Fremden im Bus erzählt. In Wahrheit ist der Täter aber aus der Familie. Die Opfer haben große Angst vor dem, was passieren kann. Sie wollen den Missbrauch beenden, suchen Hilfe, aber schützen auch den Täter und die Familie.

Der »Moment der Offenbarung«, verändert er die Welt?

Als wir mit der Arbeit angefangen haben, sprachen wir von »aufdeckender Arbeit«. Das hat sich verändert, wir sprechen jetzt eher von »Offenbarung«, von Anvertrauen. Die Aufdeckung so eines »Familiengeheimnisses« ist ein schwerwiegender Akt. Für die Kinder ist es ambivalent, für sie verändert sich viel. Im Idealfall wird der sexuelle Missbrauch beendet. Das ist erst mal das Wichtigste. Wenn sich das Kind einer Lehrkraft anvertraut und sich ein helfendes Umfeld engagiert, wird der sexuelle Missbrauch aufhören. Das darf man nicht unterschätzen, es verändert die Welt.

Am besten soll das Mädchen oder der Junge bei Missbrauch in der Familie in der familiären Umgebung bleiben, der Täter oder die Täterin muss gehen. Aber die Erfahrung ist leider oft eine andere, die Verfahren dauern lange und das Kind muss in fremder Umgebung ein Urteil oder einen Beschluss abwarten. Deshalb ist die Alternative: »Spreche ich darüber oder schweige ich weiter?« eine Entscheidung zwischen Pest und Cholera, denn es geschieht genau das, womit der Täter gedroht hat: »Wenn du was sagst, musst du ins Heim.« Lehrkräfte sollten daher vermitteln: »Ich kenne Heime, habe schon Kinder dort besucht, das war schön dort, da sind andere Kinder, ein paar Tiere …«. Heime können eine gute Alternative sein.

Am besten soll das Mädchen oder der Junge bei Missbrauch in der Familie in der familiären Umgebung bleiben, der Täter oder die Täterin muss gehen. Aber die Erfahrung ist leider oft eine andere.

Der Interventionsprozess kann gut laufen, wenn die Begleitung die Täterstrategien kennt und sie für das Kind entzaubern kann. Diese »Entzauberung« muss altersgemäß sein, damit das Kind versteht, warum die Täter ihre Taten wie verpackt haben. Die Perspektive des Kindes oder der Jugendlichen auf die Tat verändert sich dadurch.

Wen brauchen Kinder und Jugendliche, um sprechen zu können?

Sind Eltern die wichtigsten Vertrauenspersonen beim Thema Missbrauch?

»Jein«. Wenn wir in der Schule unser Präventionsprogramm durchführen, fragen wir alle Kinder, wen sie anrufen würden, wenn sie Probleme haben. Da kommen zuerst die Telefonnummern von Mama oder Papa. Und dann fragen wir, wen sie anrufen würden, wenn sie Ärger mit Mama oder Papa haben. Sie schreiben dann die Person ihres Vertrauens auf die Notfallkarte. Das können die Patentante, die große Schwester, eine Nachbarin sein, auch Oma und Opa werden ziemlich häufig genannt.

Dass Kinder ihre Eltern als wichtigste Vertrauenspersonen nennen, ist nicht erstaunlich. Im Ernstfall sprechen aber viele Kinder und Jugendliche als Erstes lieber eine andere Person an. Das gilt auch für Fälle, in denen der Täter nicht aus der Familie kommt. Das hat nichts mit fehlendem Vertrauen zu tun, sondern damit, dass Kinder das Bedürfnis haben, ihre Eltern zu schonen. Sie ahnen die Katastrophe, die über ihre Eltern hereinbricht. Manche haben Angst vor der heftigen Reaktion der Mutter und vor allem des Vaters, sie fürchten die Überreaktion. Die Täter und Täterinnen haben ja Schreckliches angedroht, wenn sie es den Eltern verraten. Dieses Phänomen, dass Kinder ihre Eltern schützen wollen, erzähle ich auf Elternabenden, das macht Eltern jedes Mal nachdenklich. Sie sind dann nicht mehr so selbstgewiss zu behaupten: »Meine Tochter, mein Sohn würde mir alles erzählen.« Sie sagen zu ihren Kindern: »Zu mir kannst du immer kommen – mit allem.« Das ist großartig, aber wichtiger ist die Botschaft: »Ich bin immer für dich da. Aber am wichtigsten ist mir, dass du im Notfall Hilfe bekommst, egal von wem.«

Im Ernstfall sprechen viele Kinder und Jugendliche als Erstes lieber eine andere Person an. Das hat nichts mit fehlendem Vertrauen zu tun, sondern damit, dass Kinder das Bedürfnis haben, ihre Eltern zu schonen.

Perspektive aus der Praxis

Bettina Schmidt*, Mutter einer Schülerin

Meine Tochter hat Erfahrungen mit sexuellen Übergriffen gemacht, als sie in die 6. Klasse ging. Die Schule ist eine öffentliche Grundschule, mit der wir sehr zufrieden waren. Aber irgendwann hat mir meine Tochter erzählt, dass ein Fachlehrer sich gegenüber einer Freundin komisch verhält. Er hat das Mädchen gebeten, ihre langen blonden Haare ihm zuliebe offen zu tragen. Mehrere Mädchen in der Klasse fragte er auch nach deren Handynummer.

Im Nachhinein ist mir eingefallen, dass dieser Lehrer meiner Tochter schon mal ein Bild geschenkt hat, das er von ihr gemalt hatte. Das fand ich total nett. Er hat auch angeboten, ihr Privatunterricht zu erteilen, weil sie so begabt sei. Wir fanden das als Eltern toll, aber meine Tochter wollte diese Extrastunden auf keinen Fall. Wahrscheinlich hat sie instinktiv gefühlt, dass da etwas nicht stimmt.

Ich habe meiner Tochter geraten, sich mit ihren Beobachtungen an die Klassenlehrerin zu wenden. Ich wusste, dass die beiden ein gutes Verhältnis haben. Und ich habe darauf vertraut, dass die Lehrerin in diesem Fall viel besser weiß, was die nächsten Schritte sein sollten.

Die Klassenlehrerin meiner Tochter setzt sich an der Schule sehr für die Prävention von sexuellem Missbrauch ein. Sie hatte ein Präventionsprojekt in den Unterricht eingeladen. Ich glaube, dass meine Tochter deswegen so sensibilisiert war. Sie hat gleich erkannt, dass das Verhalten dieses Lehrers nicht in Ordnung ist – und hat es auch gesagt.

Ich habe die Lehrerin beim Sommerfest auf den Vorfall angesprochen. Sie hat mir gesagt, dass sie darüber nicht reden darf und nichts unternehmen kann, solange dieser Lehrer keine echten Übergriffe begeht. So habe ich sie jedenfalls verstanden. Das hat mich stinksauer gemacht. Ich ging zur Direktorin, sie hat mir die gleiche Auskunft gegeben: Es müsse erst etwas passieren, und am besten wäre, wenn sich das betroffene Kind selbst an sie wendet. Aber das ist ja von den Mädchen irgendwie zu viel verlangt.

Ich habe mit der Mutter des Mädchens mit den blonden Haaren gesprochen, aber sie hat ganz klar gesagt, dass sie ihre Tochter nicht mit reinziehen möchte. Man kann niemanden zwingen. Wer weiß, wie ich gehandelt hätte, wenn mein Kind direkt betroffen gewesen wäre?

Es ist nicht so, dass die Schule gar nichts unternommen hat. Der Lehrer wurde schnell in eine andere Klasse versetzt. Man hat ihn nur noch jüngere Schüler unterrichten lassen, weil das nicht sein »Beuteschema« war.

* Name geändert

Ich habe mich von der Lehrerin und der Direktorin schon verstanden gefühlt. Es war nicht so, dass man meine Sorgen ignoriert hätte. Ich verstehe, dass eine Schule auch Kolleginnen und Kollegen schützen muss, wenn keines der Mädchen eine Aussage machen will. Sonst entsteht eine hysterische Stimmung unter den Eltern oder der Ruf des Lehrers wird beschädigt. Aber man hätte doch wenigstens die Mädchen zu einer Aussage ermutigen und in der Klasse fragen können, ob anderen Kindern etwas aufgefallen ist. Ich finde es frustrierend, dass dieser Lehrer vielleicht an einer anderen Schule unterrichtet und dort weitermacht.

Meine Tochter war noch klein, als mein Mann und ich uns getrennt haben. In dieser Situation bedeutete die Lehrerin eine wichtige Unterstützung für sie. Ich finde es als Mutter hilfreich, wenn die Kinder in der Schule aufgefangen werden. Je mehr Vertrauenspersonen es für sie gibt, desto besser.

Es gibt noch eine Geschichte, die über die Grundschulzeit hinausging: Als meine Tochter später zum Konfirmationsunterricht ging, fragte ein Gruppenleiter die Mädchen nach ihren Handynummern und forderte eines von ihnen auf, ihm Bikini-Fotos zu schicken. Da ist meine Tochter wieder zu ihrer ehemaligen Grundschullehrerin gegangen und hat sie um Rat gefragt.

Ich bin sehr froh, dass meine Tochter so ein gutes Vertrauensverhältnis zu ihrer Lehrerin hatte und schon in der Grundschule für sexuellen Missbrauch sensibilisiert wurde. Ich finde, sexueller Missbrauch muss in jeder Schule behandelt werden. Es darf nicht davon abhängen, ob man Glück hat – wie wir – und eine engagierte Lehrerin sich um diesen Komplex kümmert. Es geht nicht darum, den Kindern Angst zu machen. Aber man sollte sie in jeweils altersgerechter Form dafür sensibilisieren, dass es sexuellen Missbrauch gibt – und zwar nicht nur in der Grundschule.

Die beste Freundin ist sicher eine Institution, an die sich das sexuell missbrauchte Mädchen zuerst wendet?

Das wissen wir aus der Praxis und der Forschung. Wir haben Erkenntnisse durch die großen Studien der Bundeszentrale für gesundheitliche Aufklärung und vom Deutschen Jugendinstitut, dass sich im Jugendalter nur sehr wenige der Betroffenen an Vertrauenspersonen wie Lehrkräfte und Beratungsstellen wenden. Etwas mehr ziehen ihre Eltern ins Vertrauen. Zwei Drittel wenden sich an andere Jugendliche, während fast ein Viertel sich an niemanden wendet. Bis die beste Freundin von der sexuellen Gewalt erfährt, der das Mädchen ausgesetzt ist, vergeht viel Zeit. Bis der beste Freund eines Jungen von dessen Missbrauch erfährt, vergeht noch viel mehr Zeit. Besonders alarmierend ist, dass gerade die Jungen oft mit ihren Erfahrungen allein bleiben. Da Frauen häufig Opfer werden, gibt es eine »Opferkultur«, innerhalb der sich Mädchen und Frauen austauschen. Für Männer ist es erheblich schwerer, sich als Opfer wahrzunehmen, und wenn, dann erst viele Jahre später. Für unsere Präventionsarbeit sind die Peers, die Freundinnen und Freunde, die wichtigste Zielgruppe, die wir informieren, damit sie wissen, wenn sich ein Freund oder eine Freundin an sie wendet und sich offenbart, wo und wie sie Hilfe holen können.

Welche Bedeutung haben Lehrerinnen und Lehrer bei der Aufdeckung von sexuellem Missbrauch?

Als wir mit unserer Arbeit begannen, war es sehr selten, dass sich Kinder ihren Lehrerinnen und Lehrern anvertraut haben. Wir haben vor Jahren 16 Lehrkräfte ausgebildet, acht Männer und acht Frauen, je ein Tandem pro Schule. Die intensive Ausbildung dauerte zwei Jahre. Schon am Anfang haben sie gewartet, dass die Kinder zu ihnen kommen. Aber so schnell geht das nicht. Kinder benötigen einen langen Vorlauf, bis sie Vertrauen fassen. Es dauerte zwei bis drei Jahre, bis die ersten Kinder sich anvertraut haben. Wenn das Thema eingeführt ist, die Lehrkraft darüber redet, eine klare Haltung hat und die Schule offen mit dem Thema umgeht, dann berichten die Betroffenen. Viele heute erwachsene Betroffene sagen ganz klar: »Ich hätte mit niemandem darüber reden können, aber es wäre gut gewesen zu wissen, dass ich es gedurft hätte.« Daraus folgt, dass wir auch mit den besten Methoden nicht alle Kinder erreichen. Und wir erreichen nur die Mädchen und Jungen, die Zugang zu Information und Prävention haben. Das sind leider bis heute bundesweit nur sehr, sehr wenige.

Perspektive aus der Praxis

Clara Schmidt*, Schülerin, 15 Jahre

Ich war selbst nicht direkt betroffen. Ich habe es nur bei einer Freundin mitbekommen, aber ich war diejenige, die etwas unternommen hat. Bei dem Vorfall in der Schule war ich mit einbezogen.

Es war unser spezieller Musikgruppenlehrer, der neben dem regulären Unterricht auch eine Musik-AG geleitet hat. Er war sehr locker und hat versucht, mir Einzelunterricht anzudrehen. Er sagte, wenn das meine Eltern nicht finanzieren können, würde er mit ihnen reden, ob wir nicht eine andere Lösung finden. Ich war immer seine Lieblingsschülerin. Ich habe das gemerkt, man fühlt sich ja auch geschmeichelt. Aber es wurde dann unangenehm, er hatte eine etwas schmierige Art. Wir waren mit der Klasse im Jugendtheater, und da hat er während der Vorstellung meiner Freundin ins Ohr gesäuselt: »Schön, dass es dich gibt«. Wir waren damals zwölf! Sie hat mir das erzählt. Wir fanden das einfach unangenehm. Wir konnten nicht genau sagen, was es ist, es war einfach ein unangenehmes Gefühl. Dann haben wir uns zusammen an unsere damalige Klassenlehrerin gewandt.

Es war gut, dass sie uns Anonymität zugesichert hat. Es hat nie jemand rausgefunden, dass wir »gepetzt«, also dass wir uns an eine Lehrerin gewandt haben. Es war nicht so, dass wir nochmal zu einer anderen Stelle gehen und nochmal vorsprechen mussten. Sie hat uns geglaubt, das ist wichtig. Wenn der Lehrer dir nicht glaubt, dann wirst du unsicher. Es war auch einfacher, weil wir zu zweit waren.

Im zweiten Fall war ich alleine. Ich war im Konfirmationsunterricht. Heute wird man von Teamern unterrichtet, der eine war 16, der andere so um die 25, er war der Sohn des Pfarrers. Wir hatten ein Mädchen in der Gruppe. Sie war in einer schwierigen Lage, sie hatte gerade die Schule gewechselt, keine Freunde, Schulprobleme, sie war eben alleine. Wir als Konfirmationsgruppe haben in den sozialen Medien eine Gruppe gebildet, und so hatte der Pfarrerssohn unsere Kontaktdaten. Er schrieb alle Mädchen an, aber er hat dieses spezielle Mädchen, das gerade etwas Halt brauchte, überzeugt, dass sie ihm Bikinibilder schickt. Also etwas, wo man denkt »Hoppla«. Sie war erst 14 und er 25, sie hat uns das an einem Nachmittag erzählt. Ich war ziemlich geschockt. Er hatte mir schon ein merkwürdiges Foto von seinem überfahrenen Hund geschickt, das war ganz komisch. Das war mir unangenehm, folglich habe ich ihn blockiert. Ich habe nicht gleich Alarm geschlagen, aber das war mir dann doch zu viel.

Ich habe mich erst an meine Eltern gewandt und bin dann auf die Idee gekommen, ich könnte doch zu meiner ehemaligen Lehrerin gehen, obwohl ich

* Name geändert

nicht mehr bei ihr im Unterricht war. Ich wusste, dass sie mit derartigen Fällen vertraut ist und wie man damit umgeht. Sie ist dann zu einer der Beratungsstellen der Kirche gegangen, die das intern lösen. Niemand wusste, dass ich das weitergegeben hatte. In unserer Gruppe wusste niemand, was mit dem Sohn des Pfarrers los war, er durfte plötzlich nicht mehr unterrichten.

Meine inneren Alarmglocken sind ziemlich empfindlich, ich habe das Gefühl, dass ich eine Menge wahrnehme. Wenn mir etwas unangenehm ist, dann frage ich mich, was ist mir unangenehm? Ich glaube, viele verneinen solche Gefühle in sich: »Na ja, was soll sein?« Aber das Gefühl ist nicht umsonst da. Es ist für mich ein Signal, wenn mir jemand zu nahekommt. Ich finde, jeder Mensch hat eine Ausstrahlung und gibt Signale, wie nahe man ihm kommen darf. Ich habe Freunde, die haben mich vom ersten Tag an umarmt, die haben gar nicht wahrgenommen, dass ich da etwas zögerlich bin. Es ist mir aufgefallen, dass manche Menschen keine Hemmungen oder kein Gespür dafür haben, dass jeder Raum braucht, Distanz. Das ist mir immer wichtig gewesen.

Meine Erfahrungen sind letztlich positiv. Die Lehrerin ist gut mit uns umgegangen, es war erleichternd, dass sie uns gegenüber Vertrauen hatte. Das ist etwas, was wir als Schüler gleich merken und was wir abspeichern: »Ja, mit der kann man reden«. Es gibt Lehrer, auf die wäre ich nie zugegangen. Sie hatte damals in der Grundschule auch eine externe Expertinnengruppe in unsere Klasse eingeladen, die mit uns über Missbrauch und Übergriffigkeit gesprochen hat.

Meine Eltern haben mich ernst genommen, ich kann mit ihnen über alles reden. Da werde ich von meinen Freundinnen schief angeguckt: »Was, du redest mit deinen Eltern über alles?« Ich habe gewusst: Meine Eltern hätten auch etwas unternehmen können. Es ist aber etwas anderes. Wenn du so ein Problem in der Familie lässt, dann schwebt es immer über dir. Wenn du noch eine weitere Vertrauensperson hast, ist es besser. Es war so, dass ich dachte, die Lehrerin hat andere Verbindungen und noch mehr Wissen als meine Eltern. Vielleicht wären meine Eltern zum Pfarrer gegangen und hätten mit dem geredet. Vielleicht wären sie gar nicht auf die Idee gekommen, zu einer Beratungsstelle zu gehen.

Werden viele Missbrauchsfälle durch Präventionsprojekte aufgedeckt?

Wenn wir Präventionsarbeit in Schulen machen, fragen wir später nach, ob sich im Anschluss Kinder gemeldet haben. Wir hören meist nach einem ganzen Jahr, dass sich zwei oder drei Kinder an die Lehrkräfte gewandt haben. Das klingt auf den ersten Blick wenig, aber wenn man die Hürden berücksichtigt, die Täter und Täterinnen in den Kindern aufgebaut haben, ist das ein Erfolg. Ich erzähle daher gerne folgende Geschichte: »An einem Meeresstrand läuft ein kleines Mädchen, hebt einen ans Land gespülten Seestern nach dem anderen auf und wirft sie einen nach dem anderen so weit raus ins Meer, wie es kann. Da kommt ein alter Mann daher spaziert und sagt: ›Ach Kleine, was du da tust, ändert nicht das Geringste. Die kannst du nie alle zurückwerfen!‹ Das Mädchen hebt den nächsten auf, wirft ihn in die Fluten und sagt: ›Für ihn wird sich etwas ändern‹«.

Es kommt auf jedes einzelne Kind an, niemand kann alle Kinder »retten«.

Das erzähle ich den Lehrkräften, um deutlich zu machen: Es kommt auf jedes einzelne Kind an, niemand kann alle Kinder »retten«. Ich sage auch: Wir ertragen, wie viele Kinder verhungern, mit diesem Wissen gehen wir auch durch den Alltag. Fokussieren Sie sich auf das einzelne Kind, das sich Ihnen anvertraut.

Perspektive aus der Praxis

Lilly Stark*, Grundschullehrerin

Das Thema »Sexueller Missbrauch« bearbeite ich schon seit über 30 Jahren, und zwar seit es aus der Frauenbewegung heraus die ersten Veröffentlichungen vom Verein »Wildwasser« gab. Damals fand alljährlich ein feministischer Kongress statt, der hieß »Frauen und Schule«. Dort boten die Wildwasser-Frauen ihre Workshops an. Es ging darum, den Blick dafür zu bekommen, dass in Schulklassen Kinder sitzen, die Missbrauch erleben oder erlebt haben könnten. Der Fokus war auf Mädchen gerichtet, die Jungen rückten erst viel später ins Bild. Ich war in den achtziger Jahren auf einem Dorf in Baden-Württemberg Lehrerin und versuchte meine Schülerinnen unter diesem Aspekt genauer anzusehen. Es fielen mir Kinder auf, aber ich hatte das Problem: Wie kann ich mit ihnen ins Gespräch kommen und ihnen Hilfe anbieten?

Es gab bei uns noch keine Literatur zu kaufen, aber bald kamen aus den USA die ersten Fachbücher. Ich habe versucht, alles zum Thema zu lesen. Ich wollte die Symptomatik bei Mädchen erkennen. Damals glaubte man noch an »typische« oder gar eindeutige Symptome. Heute sind wir da weiter.

Für mich war das alles neu, ich musste erst selbst Sicherheit gewinnen. Ich berichtete einigen Kolleginnen von meinen Mutmaßungen, stieß aber auf Unverständnis, Ängste und Ablehnung. Ich war mit dem Thema alleine. Ich holte mir bei der Fachberatungsstelle »Wildwasser« in Berlin Unterstützung, denn ich wollte nicht aufgeben, weil mich das Thema so beschäftigt hat. Ich habe als Klassenlehrerin den Kindern vermittelt – das war mir immer ein Anliegen –, wenn sie ein Problem haben, ihnen Unrecht geschieht, ihnen etwas auf der Seele liegt, können sie das an mich herantragen und mit mir gemeinsam sehen, was wir tun können. Deswegen glaube ich, dass die Kinder das nötige Vertrauen zu mir hatten. In Baden-Württemberg hatte ich an meiner Schule zwei Verdachtsfälle. In beiden Fällen habe ich mich bemüht, zu intervenieren, das Richtige für die Kinder zu tun.

Der erste Fall

Bei dem ersten Fall ging es um einen Verkehrspolizisten, der an der Schule Verkehrsunterricht erteilt hat. Er hat in seinem Unterricht zwei Mädchen belästigt. Für mich selbst wurde dieser Vorfall zur Lehrstunde, wie die Amtsbürokratie zurückschlagen kann, wenn man etwas Unangenehmes aufgedeckt hat.

Die beiden Mädchen türkischer Herkunft haben mir erzählt und wurden darin von den anderen Kindern bestätigt, dass der Verkehrspolizist die Mädchen in seinen großen LKW mit den Geräten

* Name geändert

holte, sie körperlich bewunderte und anfasste. Er äußerte »Schmeicheleien« und berührte sie an der Brust. Die Kinder haben berichtet, dass sie das sehr unangenehm finden. Ich beriet mich mit »Wildwasser«, zeigte den Mann an und informierte die Eltern. Als Folge kam die Polizei in einem »Rollkommando« zu den Eltern des einen Mädchens und hat sie eingeschüchtert: »Wie kommen Sie auf die Idee, so etwas von einem Kollegen zu behaupten.« Die Polizei meldete meine Anzeige beim Schulamt, informierte meinen Schulleiter und letztlich wurde ich zur Vernehmung bei der Polizei einbestellt. Dort behandelten sie mich, als ob *ich* die Angeklagte sei. Mein Schulleiter setzte mich zusätzlich unter Druck, ebenso das Schulamt, aber ich hatte die beratende Unterstützung von »Wildwasser« und mir zusätzlich eine Anwältin genommen. Inzwischen hatte ich gehört, dass der Schulrat selbst wegen Belästigung von Mädchen angezeigt worden war und dass mein Schulleiter durchaus Kinder mal ohrfeigt. Als das publik wurde – und dafür habe ich gesorgt –, haben die beiden mich in Ruhe gelassen. Die Elternschaft stand aber hinter mir, sie fand gut, dass ich mich eingesetzt habe.

Für die Mädchen war es schlimm. Sie haben alles zurückgezogen und abgestritten. Es war mein Fehler, dass ich nicht auf die Idee kam, zuerst die Eltern zu informieren. Das geschah aus Unwissenheit. Heute würde ich die Eltern einbeziehen, weil es ein Fremdtäter war. Sie müssen entscheiden, ob sie Anzeige erstatten oder nicht. Heute würde ich mit den Eltern besprechen, ob es für das Kind ausreicht, dass sie mit ihm sprechen, oder ob man einen Profi hinzuzieht. Außerdem sollten sich die Eltern über eine Rechtsberatung absichern, wenn sie Anzeige erstatten.

Der zweite Fall

Es gibt aus der Zeit noch eine Geschichte, bei der ich richtig reagiert habe. Das war eine Schülerin, die von einem Fremdtäter auf der Straße angehalten wurde. Er hatte sich entblößt und seinen Penis gezeigt, sie sollte zu ihm ins Auto steigen. Da erinnerte sie sich an das, was sie bei mir gelernt hat. »Du musst nie einem Fremden Auskunft geben, auch nicht freundlich und höflich sein, wenn dein Gefühl ein anderes ist, versuche vor allem wegzukommen.« Sie war so clever, sich die Autonummer zu merken, hat sich an mich gewandt, ich habe mich an die Eltern gewandt, gemeinsam entschieden wir, zur Polizei zu gehen. Der Täter ist verurteilt worden. Das ist eine Erfolgsgeschichte.

Das Verhalten von Kindern

Kinder gehen, wenn überhaupt, zu ihren Klassenlehrerinnen und Klassenlehrern. Oder sie gehen zum pädagogischen Personal, zur Erzieherin im Hort, das sind oft Vertrauenspersonen. Es fällt einem Kind extrem schwer, sich zu öffnen, deswegen brauchen wir als Pädagoginnen und Pädagogen diesen geschulten Blick, um unsererseits Kinder anzusprechen, wie »Es fällt mir in letzter Zeit auf, dass du so ruhig und traurig bist« oder »Du hast dich verändert, was ist los?« Diesen Blick für die Kinder haben und es den Kindern mitteilen, das ist ein guter Türöffner für ein Kind, um langsam Vertrauen zu gewinnen: »Ah, die sieht mich, die nimmt mich ernst.« Es ist unsere Aufgabe, Kinder auch hier zu begleiten.

Ich denke, Mädchen sind nach wie vor eher in der Lage, Zeichen zu geben, auch mal etwas zu sagen, oder die Freundin gibt einen Hinweis. Manchmal kommen sie zu dritt und trauen sich etwas mitzuteilen, wenn man diese Atmosphäre geschaffen hat. Die Jungen haben verinnerlicht, dass man nicht so viel reden soll, sie sind verunsichert. Dann kommen die Tabus wie »schwul sein« oder »Ich will kein Opfer sein, nur Mädchen sind Opfer, ich will kein Mädchen sein«. Das ist nach wie vor ein Schimpfwort. Der Trainer im Fußballverein sagt »Spiel nicht wie ein Mädchen«. Das sind Bilder und Rollen, die es Jungen viel schwerer machen, sich anzuvertrauen. Es ist mir ein Anliegen, die Jungen in den Fokus zu nehmen.

Wir müssen in den Klassen immer wieder ansprechen, dass jedes Kind ein Recht auf einen unversehrten Körper und eine unversehrte Seele hat. Man darf Kinder nicht unter Druck setzen, sich sofort zu äußern, wenn sie sexuelle Gewalterfahrungen gemacht haben, sondern man bietet ihnen die Gelegenheit an, zu sprechen – wann auch immer. Damit gibt man ihnen alle Möglichkeiten mit auf den Weg, denn Kinder merken sich das. Ich denke, das ist das Entscheidende. Es geht nicht darum, dass jedes Kind sich mit seinem Problem outet, sondern es ist wichtig, dass es gestärkt wird, dass es ein Gefühl für sich kriegt, sich nicht in einem ohnmächtigen Alleinsein verliert oder an der Unterordnung im Familienclan erstickt. Es muss wissen: Ich bin jemand, ich bin als Person etwas wert. Ich bin wichtig!

Transparenz ist dringend notwendig, weil das Thema Missbrauch genau das Gegenteil bedeutet, nämlich Geheimniskrämerei, unter Druck setzen, zum Schweigen bringen. Es geht darum zu öffnen und ganz klarzumachen, worum es geht. Es ist interessant, dass viele Eltern bei den Elternabenden sehr positiv reagieren und dankbar sind, dass wir dieses Thema für ihre Kinder aufbereiten. Bei einigen merkt man die eigene Betroffenheit.

Die Eltern

Grundsätzlich halten es die meisten so: Es bleibt alles in der Familie. Etwas sehr Persönliches nach außen tragen gibt es eher in aufgeklärten oder moderneren Familien. Das Thema Missbrauch fällt Familien mit sehr traditionellen Vorstellungen und Erziehungsweisen besonders schwer, deshalb muss die präventive Arbeit mit den Kindern auf der Tagesordnung in der Schule stehen.

Elternabende sind auch wichtig. Da Prävention in vielen Schulen nicht im Curriculum steht, ist es gut, Vereine wie »Strohhalm«, die Berliner Fachstelle für Prävention, einzuladen. An den beiden Schulen, an denen ich in Berlin gearbeitet habe, war das Interesse sehr hoch, wenn ich die Präventionsworkshops mit »Strohhalm« angeboten habe. Ich unterrichte die 4. bis 6. Klasse und habe es in jedem Durchgang angeboten, und zwar

Ende 4., Anfang 5. Klasse. Da ist jeweils ein Elternabend vorgeschaltet.

Missbrauch im Curriculum

Ich glaube, das Thema muss noch intensiver in die Schulen hineingebracht werden. Es zieht sich nicht nur als biologisches Thema durch die Schulzeit, sondern es ist auch ein soziales, es kommt immer wieder im Unterricht vor. Ich finde es sinnvoll, dazu externe Fachleute einzuladen. Ich habe die Erfahrung gemacht, dass es vielen Kolleginnen und Kollegen nicht angenehm ist, wenn ich mich als Kollegin auf einmal als Beraterin, als etwas »Besseres« präsentiere. Das ist für das Klima und den Erfolg nicht gut. An meiner Schule ist es inzwischen so, dass mich die Kolleginnen manchmal um Rat fragen, und ich gebe erste Hinweise. Dann aber sage ich: Ihr müsst euch beraten lassen, ich mache das nicht.

Selbst an meiner Schule ist es noch nicht etabliert, präventiv zu arbeiten, obwohl ich mich dafür sehr stark gemacht habe. Wenn die Schulleitung das Thema nicht forciert, zieht das Kollegium nicht mit. Es ist kein Thema, mit dem man Punkte gewinnen kann.

Missbrauch gehört nicht in die Sexualerziehung

Sexualität und Missbrauch gehören im Unterricht nicht zusammen. Es gibt im Lehrplan das Thema Kinderschutz. Im Zusammenhang mit Sexualerziehung wird leider immer auch sexueller Missbrauch erwähnt, das ist keine gute Verknüpfung, weil sexueller Missbrauch vor allem als Vehikel für ein Machterlebnis dient. Es ist eine Form von Gewalt und nicht von Sexualität. Es ist besser, sexuellen Missbrauch beim Thema Gewaltprävention anzusprechen und von der Sexualität abzukoppeln. Sexualität ist positiv, sie ist ein menschliches Grundbedürfnis. Die Kopplung führt dazu, dass Kinder und Jugendliche Sexualität als etwas Problematisches kennenlernen, noch unsicherer werden als sie in dem Alter ohnehin sind.

Das Richtige tun

Es ist wichtig, wenn man Missbrauch im familiären Kontext vermutet, sich zuerst die fachliche Beratung zu holen, dann den Kontakt zum Kind zu suchen und herauszufinden, wieweit das Kind bereit ist, sich zu öffnen. Wichtig ist auch das Gespräch mit den anderen Kolleginnen und Kollegen, ihre Beobachtungen abzufragen und dann in einem Helferinnenkreis zu überlegen, wie vorzugehen ist. In Berlin gibt es an den Schulen einen Erfassungsbogen, auch einen Handlungsbogen, wie ich beim Thema Missbrauch – anders als bei Misshandlung – vorgehe, welche Institutionen ich einschalte. Dieser Erfassungsbogen ist sehr praktikabel. Meine Erfahrung ist, wenn ich mich fachlich weitergebildet und abgesichert habe, dann habe ich einen Rahmen, in dem ich professionell sicher bin und aus dem heraus ich handeln kann.

Ein Schutzkonzept

Eine Schule sollte sich damit beschäftigen, dieses Thema für die Kinder sichtbar zu machen. Nicht nur die Regeln: »Du darfst nicht rennen, schubsen, hauen«, sondern auch: »Wir als Schule dulden keine Übergriffe, wir dulden keinen Missbrauch. Du findest hier ein offenes Ohr, wenn du ein Problem hast. Und wir geben uns Mühe, Schülerinnen und Schüler zu schützen.«

Die Schulleitung hat dabei die entscheidende Rolle. Das Thema muss von der Schulleitung initiiert und mitgetragen werden. Das ist wichtig, denn es kann durchaus Gegenwind geben, wenn man den Übergriff eines Kollegen oder einer Kollegin anspricht. Dann muss die Schulleitung fachlich eingreifen. Deswegen ist ein transparentes Schutzkonzept wichtig, denn spätestens dann wissen alle Seiten: Derartiges wird bei uns nicht geduldet!

Es gibt bereits gute Anregungen und Leitfäden für die Entwicklung von Schutzkonzepten. Man kann sie auf den Seiten des »Unabhängigen Beauftragten für Fragen des sexuellen Kindesmissbrauchs« herunterladen. Das ist ein Grundgerüst, das jede Schule individuell zuschneiden und füllen kann. Im Endeffekt ersparen sich alle Beteiligten Unannehmlichkeiten, weil ein Schutzkonzept einen klaren Handlungsrahmen absteckt. Wir hatten an meiner Schule einen Fall, bei dem das Verhalten eines schulischen Beschäftigten gegenüber manchen Kindern ziemlich kritisch war. Es war zwar belästigend, aber wahrscheinlich noch nicht strafbar. Und niemand wusste, was zu tun ist. Hätte man ein Schutzkonzept gehabt, hätte die Schulleitung selbstbewusst sagen können: »Das ist hier nicht erwünscht, das weißt du, diese Dinge kommen hier nicht vor.« Und dann braucht man nicht mehr zu diskutieren.

Entwicklung

Ich würde sagen, es hat sich in den vergangenen 30 Jahren in der Lehrerschaft viel getan. Das heißt aber nicht, dass es ein willkommenes Thema ist. Man möchte es nach wie vor nicht haben. Es verursacht Ängste und die Sorge, falsch zu reagieren. Viele scheuen sich trotz des breiten Angebots, sich fachlich weiterzubilden und Sicherheit zu erlangen. Ich denke, dass Leute wie ich das Thema vorangetrieben haben. Das Thema hat natürlich auch eine persönliche Ebene. Für viele hat es auch mit eigener Betroffenheit zu tun, eigenen Erfahrungen, die erfolgreich verdrängt werden. Und wenn man sich fachlich damit beschäftigt, kann es sein, dass sie plötzlich aufbrechen.

Warum ist eine Lehrkraft meist nicht die erste Wahl, wenn missbrauchte Kinder oder Jugendliche Hilfe suchen?

Kinder wissen: Wenn es Ärger in der Schule gibt, spricht meine Lehrerin mit meinen Eltern. Wenn es um eine Vermutung von sexuellem Missbrauch im Elternhaus geht, ist es schwierig für Kinder, sich ausgerechnet an die Lehrerin zu wenden. Deshalb ist es von zentraler Bedeutung, dass die Lehrkraft signalisiert, auf der Seite des Kindes und nicht auf der Seite der Familie zu sein. Sie strahlt aus: Ich bin für meine Klasse da und für jede Schülerin und jeden Schüler. Kinder und Jugendliche spüren diese Haltung intuitiv. Eine Lehrkraft darf nichts hinter dem Rücken ihrer Schülerinnen und Schüler unternehmen, auch nichts versprechen, was sie nicht einlösen kann.

Können Lehrkräfte für Kinder und Jugendliche, die sexuell missbraucht werden, besonders hilfreich sein?

Ja, das wissen wir aus der Forschung. Erwachsene sind befragt worden, wie sie sexuellen Missbrauch überlebt, also überstanden haben. In Befragungen gaben sie mit hoher Priorität zu Protokoll: »Ich hatte eine Lehrerin, die mir gute Noten gegeben hat, die mich gelobt hat, die mich gefördert hat, der ich die Landkarten holen konnte« und so weiter. Diese wichtige Person ist häufig die Grundschullehrerin, aber auch in weiterführenden Schulen haben die Befragten Lehrkräfte gehabt, von denen sie gesagt haben: »Die haben mich besonders geprägt, ich wollte so werden wie sie« oder »Sie hat mich zu meinem Beruf geführt. Sie hat mich über lange Phasen meines Lebens gerettet, in der Schule fühlte ich mich sicher.« Lehrkräfte können sehr viel Gutes für Betroffene tun, auch wenn sie manchmal selber nicht merken, wie wichtig sie sind.

Können Lehrkräfte für Kinder ähnlich wichtig sein wie Eltern?

Wenn Mädchen und Jungen aus desolaten Familienverhältnissen oder aus Missbrauchsfamilien kommen, brauchen sie »Ankerpersonen«, die das Kind stabilisieren und unterstützen. Es ist erstaunlich, dass Lehrkräfte die hohe Bedeutung, die sie für einzelne Mädchen und Jungen haben, manchmal gar nicht merken. Wenn man den Geschichten von Betroffenen zuhört, geht es oft um eine Lehrerin, die für Gerechtigkeit eingetreten ist, die das Kind in der Klasse geschützt, vielleicht ein anderes Kind gestoppt hat, das übergriffig war. Diesen Beistand nehmen gerade die Jungen und Mädchen, die sexuellen Missbrauch erlebt haben, als eine wertvolle Hilfe wahr.

Ein Kind offenbart den sexuellen Missbrauch einer Tante, die kommt in die Schule und erklärt der Klassenlehrerin, was sie gehört hat. Werden Lehrkräfte manchmal um Hilfe gebeten?

Die Verantwortung darf nicht zu oft weitergegeben werden, von der Tante zur Lehrkraft und von ihr zur Beratungsstelle. Man muss aufpassen, dass die Delegationskette nicht zu lang wird. Die Lehrkraft sollte die Übergabe des »Falles« gut dokumentieren. Bei jedem Erzählen entwickelt sich die »Stille Post« weiter, eigene Ängste und Deutungen gehen mit in die Geschichte ein. Nach der fünften oder sechsten Weitergabe ist die Ausgangsschilderung meist unkenntlich geworden. Bei so belastenden Themen wie sexuellem Missbrauch ist die Gefahr der Interpretation groß. Das schwankt zwischen den Polen Verharmlosung und Skandalisierung. Wahrnehmen, zuhören, aufschreiben, aber nicht interpretieren ist wichtig. Und auch nicht bewerten, das fällt Lehrkräften manchmal nicht so leicht

HANDELN

Die handelnde Lehrkraft im Blick: Intervention

Was können Lehrkräfte tun, wenn sie sich Sorgen machen?

Wie sollte man das ungute Gefühl nennen? Verdacht oder Vermutung?

Ich habe mir im Laufe der Zeit angewöhnt, nicht mehr von Verdacht, sondern von Vermutung zu sprechen. Mit einem Verdacht verdächtige ich jemanden, das ist negativ und führt zu noch mehr Abwehr, Ängsten und Unsicherheiten. Wenn ich erst eine Vermutung habe, kann ich vorsichtig, gewissenhaft und gut protokolliert versuchen herauszufinden, aus welchen Anhaltspunkten sich die Vermutung zusammensetzt: Welche Äußerungen habe ich vom Kind, welche Signale und Symptome sendet es aus? Was sagt meine Kollegin dazu? Was sagt die Fachberatungsstelle dazu? Wenn das Bild klarer wird, kann aus einer Vermutung eine gesicherte Erkenntnis erwachsen. In dem Moment, in dem ich verdächtige, bin ich in einer anderen Rolle und beschuldige den Täter. Ich repräsentiere dann quasi die anklagende Stelle, die Staatsanwaltschaft, aber Lehrkräfte sollen beim Kind bleiben, es unterstützen und in ihrer Lehrerrolle bleiben. Deshalb ist es besser, von Vermutungen zu sprechen, die sich dann später als erhärteter Verdacht oder feste Erkenntnis weiterverfolgen lassen.

Was empfehlen Sie Lehrerinnen und Lehrern, wenn sie sich um eine Schülerin oder einen Schüler Sorgen machen?

Wenn sich Lehrkräfte um ein Kind Sorgen machen, das durch plötzliche oder schleichende Veränderungen auffällt, sollten sie im Hinterkopf die Hypothese formulieren: Es könnte sexueller Missbrauch sein. Als nächster Schritt ist es sinnvoll, mit Kolleginnen und Kollegen die Besorgnis zu teilen. Meistens haben andere Lehrkräfte ähnliche Beobachtungen gemacht, gemeinsam können sie wie bei einem Puzzle die einzelnen Aspekte zusammensetzen. Generell sollten Lehrkräfte mit dem Thema nicht alleine bleiben, sondern sich möglichst schnell fachliche Unterstützung holen. Die Schulsozialarbeit kann eine große Hilfe sein, genauso wie Beratungslehrkräfte, wenn sie an der Schule sind. Alle Lehrkräfte haben den Rechtsanspruch auf Beratung bei jeder Form von Kindeswohlgefährdung nach dem Bundeskinderschutzgesetz. Das sollten sie nutzen. Der nächste Schritt wird sein, auf das Mädchen oder den Jungen zuzugehen.

Die Schulsozialarbeit kann eine große Hilfe sein, genauso wie Beratungslehrkräfte, wenn sie an der Schule sind. Alle Lehrkräfte haben den Rechtsanspruch auf Beratung bei jeder Form von Kindeswohlgefährdung nach dem Bundeskinderschutzgesetz.

Wie sieht das »Zugehen« aus?

Sie können Angebote machen, wie: »Ich mache mir ein bisschen Sorgen um dich. Ich habe den Eindruck, dir geht's nicht so gut. Wollen wir uns mal unterhalten? Ich habe morgen in der großen Pause Zeit für dich.« Das ist eine vorsichtige Annäherung, die einen ersten Schritt auslösen kann. Die Lehrkraft muss ihr Angebot geschickt unterbreiten, das Mädchen oder den Jungen nicht vor der ganzen Klasse ansprechen, sondern diskret ein Treffen anbieten. Wir hören immer wieder von Lehrkräften, dass solche Gespräche eher en passant, etwa auf dem Weg in die Turnhalle oder bei einem Ausflug beginnen. Die Lehrkraft bestellt das Kind nicht ein, sondern bietet, wenn es das erste kurze Gespräch zwischen Tür und Angel gab, ein Treffen in einem ruhigen Raum an. Bei Grundschulkindern benutzt die Lehrkraft eine einfache und klare Sprache.

Die Kinder oder Jugendlichen müssen bereit sein, über das zu sprechen, was ihnen widerfährt oder angetan wird. Sie brauchen verantwortungsvolle Erwachsene mit der Bereitschaft zuzuhören und im Idealfall zu helfen. Es ist kontraproduktiv, noch weiteren Druck auf das Kind auszuüben, denn wenn die Vermutung stimmt, gibt es einen Täter oder eine Täterin, die bereits Druck ausüben. Das Kind oder der Jugendliche kann von diesem zweiseitigen Druck zerrieben werden. Noch ist nicht klar, warum sich das Mädchen oder der Junge so verändert hat. Vielleicht gibt es ganz andere Probleme im Leben? Die Lehrkraft kann sich durch innere Offenheit vor unbeabsichtigter Suggestion schützen, denn wenn sie im Kopf hat, es könne nur Missbrauch sein, wird sie anders fragen. Davor muss sie sich hüten. Das Kind wird im Endeffekt selbst entscheiden, wann es in der Lage ist, aus der ambivalenten Situation herauszutreten. Das gilt, wenn das Kind *in* der Familie missbraucht wird. Bei Missbrauch ***außerhalb*** der Kernfamilie ist es erheblich einfacher, denn dann können die Eltern einbezogen werden.

Und wenn das Kind nichts sagt?

Es gibt ein Recht sich anzuvertrauen, aber keine Pflicht. Kinder entscheiden selbst, ob jetzt oder jemals der richtige Augenblick ist. Auch wenn sie es niemals aussprechen, geschieht durch das Gespräch trotzdem etwas sehr Wertvolles: Das Mädchen oder der Junge erlebt eine Lehrkraft, die seine Not gesehen hat, und denkt: »Ich werde wahrgenommen, ich bin nicht unwichtig, sondern so wichtig, dass sich jemand um mich Sorgen macht und sich Zeit für mich nimmt.« Und bereits das ist eine Form von Hilfe. Das sollten Lehrkräfte, die »nichts rauskriegen«, nie unterschätzen.

Der Standardsatz: »Wenn du ein Problem hast, kannst du zu mir kommen« reicht meistens nicht.

Manchmal brauchen Lehrerinnen und Lehrer mehrere Anläufe und müssen öfter auf die Schülerin oder den Schüler zugehen. Der Standardsatz: »Wenn du ein Problem hast, kannst du zu mir kommen« reicht meistens nicht. Es ist eigene andauernde Aktivität gefragt.

Gibt es unpassende Reaktionen einer Lehrkraft, wenn sie bei einer Schülerin oder einem Schüler sexuellen Missbrauch vermutet?

Man sollte nie auf ein Kind zusteuern und sagen: »Ich habe den Eindruck, du wirst sexuell missbraucht, erzähl doch mal«. Ganz falsch wäre auch, sich bei den Freundinnen oder Freunden zu erkundigen, also hinter seinem Rücken über das Kind oder den Jugendlichen zu reden.

Wie sollte die Lehrkraft reagieren, wenn sich eine Schülerin oder ein Schüler anvertraut?

Was ist die beste erste Reaktion?

Ein erster Satz kann immer sein: »Ich freue mich, dass du dich mir anvertraust. Ich bin stolz auf dich, dass du zu mir kommst. Du bist ein tolles Mädchen, ein toller Junge, das war sicher nicht einfach für dich.« Das Kind oder den Jugendlichen annehmen, stärken, den Mut zur Offenbarung loben und signalisieren, dass man ihnen glaubt. Es ist eine zentrale Aufgabe einer Vertrauensperson, dem Mädchen oder Jungen die Angst zu nehmen, denn natürlich haben sie Angst davor, dass die erlebte Geschichte jetzt manifest wird. Sowie ein Kind erzählt, wird das Erlebte wirklich, bekommt eventuell durch die Offenbarung eine weitere Dimension. Solange sich das Kind oder der Jugendliche nicht offenbart hat, können sie sich vorstellen, es sei alles ein böser Traum gewesen: »Papa hat mich nur zugedeckt, alles ist wieder gut.« Sowie sie sich anvertrauen, folgen Konsequenzen und sie müssen realisieren: Es ist tatsächlich passiert. Das ist – neben den Drohungen der Täter – für Betroffene ein sehr schwerer Schritt. Eine Vertrauensperson kann helfen, ihn leichter zu machen.

Was machen Lehrkräfte mit den eigenen Gefühlen?

In Fortbildungen übe ich im Kollegium die Situation, wenn ein Kind über eine Notlage berichten will. Lehrkräfte trainieren, die eigenen Gefühle bewusst zur Seite zu stellen, möglichst gelassen zu reagieren, aber auch kein Pokerface aufzusetzen, denn natürlich spürt das Kind die Erschütterung, die es mit seinem Bericht auslöst. Wir sind von solchen Berichten natürlich mitgenommen, das ist verständlich. Lehrkräfte sollten ihre Gefühle bei sich behalten, sich selbst Hilfe holen und die Verunsicherung nicht an das Kind weitergeben. Es sollte nicht den Eindruck bekommen, die Lehrkraft gerät in Panik oder schüttelt sich vor Ekel. Vor allem die starken negativen Gefühle in Bezug auf den Täter oder die Täterin muss die Lehrkraft im Zaum halten. Das Opfer hat oft auch positive Gefühle für diese Person, und es besteht die Gefahr, dass es sie in Schutz nehmen will, wenn die Lehrkraft ihrer Empörung freien Lauf lässt. Die Lehrkraft kann aber sagen, dass niemand so etwas mit einem Kind oder einem Jugendlichen machen darf.

Was sind die größten Fehler, die Lehrkräfte machen können?

Auf keinen Fall Kinder ungefragt anfassen, auf den Schoß oder in den Arm nehmen, das Kind mit den eigenen Gefühlen überschwemmen. Lieber Haltung und professionelle Distanz wahren, keine falschen Versprechungen machen und keinen Zeitdruck ausüben. Und nie Vorwürfe machen wie: »Warum kommst du damit denn erst jetzt?«

Was kann man tun, wenn man das Gehörte nicht mehr erträgt? Man kann doch das Kind in dem Moment nicht wegschicken.

Wegschicken auf keinen Fall, aber die Lehrkraft sollte, wenn sie merkt, dass es ihr zu viel wird oder sie keine Zeit mehr hat, ehrlich sagen: »Lass uns morgen weiterreden.« Oder auch: »Ich muss mir Informationen holen.« Wenn sie dabei zugewandt und verbindlich bleibt, ist das in Ordnung. Das Mädchen oder der Junge hat nichts von einem Gegenüber, das an die Grenzen seiner Belastbarkeit kommt.

Inwiefern kann die Lehrkraft einem Kind in dieser Situation das berühmte Licht am Horizont zeigen?

Es ist immer gut, wenn die Lehrkraft nicht dramatisiert, aber auch nicht verharmlost. Das ist genauso wichtig, wie dem Kind oder Jugendlichen keine falschen Versprechungen zu machen. Aussagen wie: »Ich sorge dafür, dass der Missbrauch sofort aufhört« oder »Ich sorge dafür, dass der Täter bestraft wird« sind leider unrealistisch. Sie kann nichts garantieren. Die Lehrkraft hat nur eine richtige Option: »Ich glaube dir, dich trifft keine Schuld. Ich bleibe an deiner Seite, ich werde dich unterstützen und werde nichts gegen deinen Willen tun.« Es kann vorkommen, dass die Lehrkraft etwas gegen den Willen eines Kindes tun muss, aber sie wird es immer vorher informieren, damit sich das Kind oder der Jugendliche nicht hintergangen fühlt.

Bei den Anhörungen von Opfern sexuellen Missbrauchs, die der »Beauftragte für Fragen des sexuellen Missbrauchs« veranstaltet hat, deckten sich die Zeugnisse von Frauen und Männern mit dem, was ich aus meiner Beratungsarbeit kenne, nämlich dass das Misstrauen ihnen und ihrer Geschichte gegenüber das Schlimmste war. Sie empfinden den Missbrauch als traumatisch, doch besonders verletzend ist es, wenn ihnen zusätzlich die Schuld am Missbrauch aufgehalst wird.

Wie geht die Lehrkraft damit um, wenn die Schülerin oder der Schüler Schweigen von ihr verlangt?

Bereits kurz nach Beginn des Gespräches sollte man dem Kind sagen, dass man so etwas nicht für sich behalten kann. Das Gespräch beginnt meist mit der Ankündigung des Kindes: »Ich muss Ihnen was erzählen, was mir passiert ist, aber Sie müssen mir versprechen, es niemandem zu erzählen!« Die Lehrkraft muss von Anfang an sagen: »Ich finde es schön, dass du mir etwas erzählen willst, ich höre dir gerne zu, aber ich kann dir nicht versprechen, ob wir alleine eine Lösung finden.« Sie darf das »schlechte Geheimnis« nicht auf sich nehmen. Wenn sie vom Kind den Auftrag annimmt: »Du darfst mit niemandem reden«, wird sie zum verlängerten Arm des Täters oder der Täterin. Die sagen immer wieder: »Du darfst nicht darüber reden, du darfst nicht petzen, du darfst uns nicht verraten.« Wenn die Lehrkraft bei der Geheimhaltung mitmacht, wird sie zur Mitwisserin. Sie muss dem Kind verständlich machen, dass sie das nicht will und darf, denn sie will die Helfende sein.

Die Lehrkraft darf das »schlechte Geheimnis« nicht auf sich nehmen. Wenn sie vom Kind den Auftrag annimmt: »Du darfst mit niemandem reden«, wird sie zum verlängerten Arm des Täters oder der Täterin.

Die Lehrkraft muss ehrlich sein und dem Kind erklären, wie problematisch eine Intervention sein kann und dass sie beide Hilfe brauchen werden: »Bist du damit einverstanden, wenn ich es Frau XY sage? Die kennst du ja gut. Oder dem Schulleiter?« Wenn das Kind sagt: »Nein, auf keinen Fall!«, dann muss die Lehrkraft, so hart es auch ist, antworten: »Dann darf ich dir das nicht glauben.« Meistens kann man dem Kind Zeit einräumen, nochmal darüber nachzudenken, denn es berichtet selten in Akutsituationen. In der Regel gehen die Kinder aber den Weg mit.

Ist es wichtig, möglichst genau zu erfahren, was vorgefallen ist?

Für die Lehrkraft reicht es, wenn ein Kind sagt: »Der Papa macht Sachen mit mir, die ich nicht mag« oder »Ich habe Angst«, »Es tut weh« oder »Es ist eklig«. Dann sollte die Lehrkraft gar nicht weiterfragen, was genau passiert ist. Es ist genug, wenn die Lehrkraft feststellt: Hier ist das Kindeswohl möglicherweise gefährdet, da passiert etwas, wovor das Kind große Angst hat, sich schämt, es braucht eine fachliche Unterstützung.

Sollte man sich bei dem Gespräch Notizen machen?

Was eine Lehrkraft durchaus sagen kann: »Ich muss mir ein paar Notizen machen. Du erzählst so viel, das finde ich toll! Ich bin stolz auf dich, dass du zu mir kommst. Ich freue mich, dass du dich mir anvertraust, aber das sind so viele Details«. Besser ist es, wenn sie es nach dem Gespräch notiert, damit sie das Kind nicht irritiert. Es ist sehr wertvoll, wenn Lehrkräfte von Anfang an alles in ihren Kalender schreiben. Das reicht von den ersten Beobachtungen über das erste Gespräch bis zu einem intensiveren Austausch. Der Lehrerkalender oder andere Aufzeichnungen können zu wichtigen Dokumenten werden, wenn es später vor dem Familiengericht zum Sorgerechtsentzug oder zu einem Strafverfahren kommt. Das deutsche Strafrecht ist so konstruiert, dass eine Verurteilung nur möglich ist, wenn man nachweisen kann, was der Täter wann getan hat. Da es sich bei sexuellem Missbrauch in der Regel um Delikte handelt, die über einen sehr langen Zeitraum gehen, Kinder häufig nicht ganz klar formulieren können, wann wo was passiert ist, ist es hilfreich, wenn die Lehrkraft Anhaltspunkte geben kann, wie: »Nach den Osterferien 2015 berichtete das Mädchen, dass der Onkel sie komisch unter dem Rock angefasst hat.«

Die Lehrkraft soll an der Seite des Kindes bleiben, denn für das Kind ist es am wichtigsten, gerade jetzt als ganz normale Schülerin oder durchschnittlicher Schüler wahrgenommen zu werden. Die Opferrolle ist das letzte, was das Kind will.

Ich habe oft erlebt, dass diese Dokumentationen und konkrete Aussagen von Lehrkräften für laufende Gerichtsverfahren ein Glücksfall sind. Das genaue Protokollieren und zugleich der enge Kontakt zu einer Fachberatungsstelle versprechen in der Regel ein erfolgreicheres Vorgehen. Dabei kann die Lehrkraft auch in ihrer Rolle bleiben. Sie ist weder die Polizei noch eine Therapeutin, sie ist keine Gutachterin und erst recht keine Ersatzmutter. Sie soll an der Seite des Kindes bleiben, denn für das Kind ist es am wichtigsten, gerade jetzt als ganz normale Schülerin oder durchschnittlicher Schüler wahrgenommen zu werden. Die Opferrolle ist das letzte, was das Kind will.

Welche konkreten Schritte sind bei Hinweisen auf Missbrauch ratsam?

Ab wann muss die Lehrkraft aktiv Schritte einleiten?

Eine Lehrkraft muss an irgendeinem Punkt entscheiden, ob sie mehr als eine vage Vermutung hat. Es ist nicht sinnvoll, immer nur abzuwarten und zu beobachten. Fällt ihr die Entscheidung schwer, rate ich zum Besuch der Fachberatungsstelle, um zu klären, ob hier schon eine konkrete Vermutung vorliegt. Wenn Lehrkräften diese Schwelle zu hoch erscheint, können sie jederzeit das »Hilfetelefon Sexueller Missbrauch«* anrufen. Grundsätzlich gilt für alle pädagogischen Fragen in der Schule, nicht als Einzelkämpfer oder Einzelkämpferin unterwegs zu sein, nicht Kinder retten zu wollen, sondern im Verbund eine Lösung mit dem Kind und für das Kind zu suchen. Wenn sich das betroffene Mädchen oder der betroffene Junge so geäußert hat, dass es Hinweise auf Missbrauch gibt, muss die Lehrkraft aktiv werden, ihre Schulleitung informieren. Sie kann sich fachliche Unterstützung bei einer »insoweit erfahrenen Fachkraft« holen, auf die jede Lehrkraft einen Rechtsanspruch nach Paragraf 8b SGB VIII (Achtes Buch Sozialgesetzbuch) hat. Das Jugendamt gibt Auskunft, wer diese Fachkraft ist. Viele Lehrkräfte sind unsicher, ob sie nicht aus Datenschutzgründen verpflichtet sind, diese Informationen für sich zu behalten. Aber der Paragraf 4 KKG (Gesetz zur Kooperation und Information im Kinderschutz) erlaubt es ihnen, den Fall mit einer »insoweit erfahrenen Fachkraft« zu erörtern. Sie müssen dabei den Namen des oder der Betroffenen unkenntlich machen. Wenn die Einschätzung der Fachkraft lautet, dass hier eine Kindeswohlgefährdung besteht oder zu befürchten ist, dann darf und muss das Jugendamt eingeschaltet werden. Das Jugendamt hat das staatliche Wächteramt für den Kinderschutz, wie es so schön heißt.

Wenn sich das betroffene Mädchen oder der betroffene Junge so geäußert hat, dass es Hinweise auf Missbrauch gibt, muss die Lehrkraft aktiv werden, ihre Schulleitung informieren.

* Näheres zu diesem Angebot finden Sie im Serviceteil auf Seite 142.

Als Bürgerinnen und Bürger, die Lehrkräfte ja auch sind, könnte man denken: Warum nicht einfach die Polizei anrufen?

Ja! 110! Das würde ich mir als Impuls manchmal wünschen, damit den Vorwürfen auch nachgegangen wird und tatsächlich viele Täter und Täterinnen angezeigt und zur Verantwortung gezogen werden. Aber man muss grundsätzlich unterscheiden: Jugendamt und Familiengerichte kümmern sich in erster Linie ums Kindeswohl, ein Sorgerechtsverfahren ist deshalb oft die bessere Alternative. Polizei, Staatsanwaltschaft und Strafgerichte haben den Auftrag der Strafverfolgung. Strafgerichte müssen im Zweifel für den Angeklagten, »in dubio pro reo«, entscheiden. Deshalb gehen Strafverfahren häufig mit einem Freispruch aus, obwohl alle im Gerichtssaal vom Missbrauch überzeugt sind. In einem Bereich hat sich die Praxis in den letzten Jahren verbessert: Kinder und Jugendliche, die als sogenannte Opferzeugen bei der Polizei vernommen werden, müssen ein-, höchstens zweimal aussagen. Diese Aussage wird auf Video aufgenommen. Die Kinder haben auch ein Recht auf Zeugenbegleitung. Das ist inzwischen durch ein Bundesgesetz geregelt.

Es gibt in Deutschland keine Anzeigepflicht.

Viele Menschen denken, es gäbe eine Anzeigepflicht bei sexuellem Missbrauch. Aber das stimmt nicht. Es gibt in Deutschland keine Anzeigepflicht. Am Runden Tisch gegen sexuellen Missbrauch ist sie diskutiert worden, am Ende hat man sich dagegen entschieden. Die Begründung war, nicht über die Köpfe der Betroffenen hinweg Strafverfahren anzuschieben, das wäre bevormundend. Sexueller Missbrauch ist ein Offizialdelikt, eine Anzeige kann nicht zurückgenommen werden. Es gilt sorgfältig abzuwägen, ob ein Gerichtsverfahren für das Kind gut ist. Das ist schwer von außen zu beurteilen. Eine Rolle spielt natürlich, ob möglicherweise weitere Kinder gefährdet sind, ob andere Kinder in der Familie oder im Umfeld des Täters oder der Täterin leben. Wenn das der Fall ist, erhöht sich die Notwendigkeit einer Anzeige.

Wie lange ist eine Anzeige möglich?

Bei Strafanzeigen ist keine Eile geboten, bei Kinderschutzmaßnahmen schon. Es spricht nichts dagegen, erst das eine, dann das andere zu tun. Mittlerweile gibt es in vielen Regionen Deutschlands, aber noch nicht überall die sogenannte »Vertrauliche Spurensicherung«. Hat ein Kind eindeutige Verletzungen oder berichtet es von einem vor kurzem erlittenen Missbrauch, gilt es Spuren zu sichern, auch wenn noch unklar ist, wer der Täter oder die Täterin ist. Wenn die Spuren gesichert sind, können sie als Beweise im Gerichtsverfahren auch sehr viel später noch zum Einsatz kommen.

Wie viel Selbstbestimmung können Kinder und Jugendliche im Interventionsprozess behalten?

Im Interventionsprozess geht es vorrangig um die Selbstbestimmung von Kindern und Jugendlichen. Je älter sie sind, desto mehr ist ihnen an eigener Entscheidungsfähigkeit »zuzumuten«. Bei kleinen Kindern oder Kindergarten-Kindern ist das etwas anderes, ebenso bei Kindern mit einer schweren geistigen Behinderung. In diesen Fällen ist viel mehr an Fürsorgepflicht seitens der Lehrkräfte gefragt. Hat sich ein Mädchen oder ein Junge anvertraut, ist es wichtig, ihnen die Zeit zu geben, die sie brauchen, um mit Hilfe die Situation zu verändern. Das Mädchen oder der Junge müssen beim Jugendamt und womöglich vor dem Familienrichter wiederholen, was geschehen ist. Dem Kind sollte, je nach Alter, möglichst viel Selbstbestimmung eingeräumt werden. Das ändert nichts an der Verantwortung der Erwachsenen, sei es die Lehrkraft, die Schulleitung, die Fachberatungsstelle oder das Jugendamt.

Wann und wie gehe ich als Lehrkraft auf die Eltern zu?

Das kommt darauf an, was vorgefallen ist. Wenn der sexuelle Missbrauch in der Kernfamilie vermutet wird, wäre es ein großer Fehler, sie zu informieren. Der Täter würde den Druck erhöhen, die Familie würde vielleicht wegziehen, den Sohn oder die Tochter von der Schule abmelden.

Wenn der sexuelle Missbrauch in der Kernfamilie vermutet wird, wäre es ein großer Fehler, sie zu informieren.

Vor einer Intervention muss die Sicherheit des Kindes sichergestellt sein, Täter und Opfer müssen getrennt oder die Trennung muss vorbereitet werden. Dazu benötigt die Lehrkraft das Jugendamt, und das Jugendamt braucht dafür das Familiengericht. Auf keinen Fall sollte die Lehrkraft alleine tätig werden, das widerspricht dem Kindeswohl. Es ist ein Kapitalfehler, der leider immer wieder vorkommt.

Gibt es viele Mütter, die sagen: »Was Ihnen meine Tochter da erzählt hat … Sie bildet sich das ein«, Mütter, die den Missbrauch leugnen?

Ich habe aus der Beratung von innerfamiliären Fällen den Eindruck, dass sich etwa ein Drittel der Mütter auf die Seite der Kinder stellt, rund zwei Drittel auf die Seite der Täter. Die Erschütterung ist so groß, sie möchten das Verbrechen nicht zur Kenntnis nehmen, weil ihre Lebenskonstruktion wie ein Kartenhaus einstürzen würde. Es gibt auch einzelne Fälle, bei denen sich in der Familienhistorie etwas fortsetzt und nach oben geschwemmt wird, was die Mutter, die als Kind selbst missbraucht wurde, nicht ertragen kann.

Nicht nur Mütter, auch andere Familienmitglieder, die den Missbrauch nicht bemerkt oder weggeguckt haben, machen sich Schuldvorwürfe. Die Verdrängung ist so stark, dass sie die Vorfälle nicht wahrhaben wollen. Das ist ja das Problem bei sexuellem Missbrauch: wahrzuhaben, dass mein eigener Partner, mein Onkel, unser bester Freund so etwas mit meinen Kindern gemacht hat. Das ist eine heftige Erschütterung. Die Familien brauchen in der Situation Unterstützung, vor allem braucht das betroffene Kind eine Entlastung. Die Botschaft ist: Du bist nicht die Person, die die Familie zerstört, sondern das war der Täter.

Ich kann einen Fall berichten, der mich als Anfängerin sehr beeindruckt hat. Ich habe in meiner Zeit beim Frauennotruf vor 30 Jahren eine Ärztin in der Beratung gehabt, deren zwei Mädchen, zwei und vier Jahre alt, schwer missbraucht worden waren. Sie hat die Kinder sofort in der Klinik vorgestellt, es gab manifeste medizinische Belege für den Missbrauch. Der Täter war ihr Ehemann, der auch bald im Gefängnis saß. Ich habe die Frau begleitet, habe sie in ihrer tiefen, tiefen Verunsicherung unterstützt, als sie realisieren musste, was sie nicht wegschieben konnte. Ein halbes Jahr später begann das Gerichtsverfahren, zu dem ich die Frau begleitet habe. Als der Täter vorgeführt wurde, bin ich kreideweiß geworden und verstand die Frau noch besser als vorher. Der Mann, der da hereinkam, war ein ehemaliger Kommilitone von mir, mit dem ich Seminararbeiten über Sexualität in der Pädagogik geschrieben habe. Ich hätte für ihn meine Hand ins Feuer gelegt. In diesem Moment

Wir brauchen keine höheren Strafen, wir brauchen eine deutlich höhere Sensibilität und die Bereitschaft der Gesellschaft, Konsequenzen zu ziehen.

habe ich am eigenen Körper erfahren, was diese Erschütterung bei den Müttern auslösen muss. Sie wurden so hintergangen, betrogen, belogen, dass sie den sexuellen Missbrauch ihres Kindes oft nicht wahrnehmen konnten. Dieser Mann hat vier Jahre und acht Monate bekommen, das war damals viel. Wenn überhaupt verurteilt wird, haben wir eher zwei, drei Jahre Gefängnis, vieles endet mit Einstellung, Freispruch oder Bewährungsstrafe. Ich habe in meiner ganzen beruflichen Laufbahn noch kein Verfahren erlebt, bei dem das Höchstmaß ausgeschöpft worden wäre. Wir brauchen keine höheren Strafen, wir brauchen eine deutlich höhere Sensibilität und die Bereitschaft der Gesellschaft, Konsequenzen zu ziehen.

Wie geht es bei Fällen weiter, bei denen der Missbraucher der Tischtennistrainer, die Babysitterin oder der Jugendgruppenleiter ist?

Wenn der Missbrauch nicht von jemandem aus der Familie begangen wurde, sondern aus dem weiteren Umfeld oder durch Fremde, dann sind bei Kindern immer die Eltern verantwortlich und zu informieren. Das kann die Lehrerein oder der Lehrer tun, sie können es auch dem Jugendamt überlassen. Bei Jugendlichen und Heranwachsenden ist es ungemein wichtig, dass sie selbst bestimmen können, was geschehen soll und mit wem sie sprechen wollen. Wenn Jugendliche partout nicht möchten, dass ihre Eltern informiert werden, sollte man sehen, mit wem man sonst noch Kontakt aufnehmen kann. Der sexuelle Missbrauch ist eine extreme Form der Fremdbestimmung, die sich beim Interventionsprozess nicht wiederholen sollte. Die Jugendlichen wollen nicht erneut dem gleichen Mechanismus ausgesetzt werden.

Wenn die Täter oder Täterinnen nicht aus dem familiären Umfeld kommen, ist es leichter für die Eltern, weil es weniger Loyalitäten und Ambivalenzen gibt. Für manche Eltern ist es schwer, zum eigenen Kind zu halten oder es dauerhaft zu schützen. Wenn die Babysitterin so sympathisch war, der Tischtennistrainer auch die Kinder befreundeter Familien trainiert, alle hochzufrieden mit ihm sind und sich nicht vorstellen können, dass die ganze Sache stimmt … Zweifelnde Eltern brauchen Unterstützung und Beratung, wie sie sich verhalten sollen. Sie brauchen auch Beratung, wie sie ihrem Sohn oder ihrer Tochter zur Seite stehen können. Diese Beratung erhalten sie beim Jugendamt, in Fachberatungsstellen, aber auch bei Erziehungs- und Familienberatungsstellen.

Was ist für eine Lehrerin und einen Lehrer noch zu tun?

Der Kernsatz ist tatsächlich: aushalten, aushalten, aushalten. In vielen Fällen lässt sich nicht von heute auf morgen eine gute Lösung finden. Nach einem langjährigen sexuellen Missbrauch ist meist eine lang andauernde Intervention zu erwarten. Der Hilfeprozess bewegt sich zwei Schritte vor und ein oder zwei Schritte zurück. Deswegen ist es für Lehrkräfte wichtig, rechtzeitig die Verantwortung für diesen Prozess abzugeben und in der Funktion als Lehrkraft an der Seite des Schülers oder der Schülerin zu bleiben. Lehrkräfte können das Kind unterstützen und begleiten, sie sollten aber nicht zu tief in die Details der Missbrauchsgeschichte einsteigen. Für das Kind ist es nicht gut, wenn die Klassenlehrerin oder der Klassenlehrer alles über den sexuellen Missbrauch wissen will. Die genaue Erzählung ist schambesetzt, es hilft dem Kind mehr, wenn es eine ausgelagerte Beratung oder Therapie besuchen kann. Lehrkräfte bleiben dann die Lehrkräfte. Häufig berichten sie, dass diese Mädchen und Jungen besonders gute Schüler sind. Die Schule ist der einzige Ort, an dem sie sich sicher fühlen und für das anerkannt werden, was sie leisten können.

Lehrkräfte können das Kind unterstützen und begleiten, sie sollten aber nicht zu tief in die Details der Missbrauchsgeschichte einsteigen.

Müssen die Lehrerin und der Lehrer darauf achten, dass der Rest der Klasse nicht mitbekommt, wenn sie sich mit einer Schülerin oder einem Schüler besonders beschäftigen?

Im Prinzip ist es gut, wenn die anderen Mädchen und Jungen der Klasse mitkriegen, dass es dem Kind nicht gut geht und es Hilfe und Unterstützung braucht. Wenn das Kind Besuch bekommt, dann haben die Freundinnen und Freunde einen eigenen Eindruck von der dortigen familiären Situation. Sie spüren möglicherweise die Atmosphäre, in der übergriffiges oder missbräuchliches Verhalten stattfindet. Kinder haben Verständnis dafür, wenn sich eine Lehrkraft diesem Kind besonders zuwendet. Sie haben ein großes Gerechtigkeitsgefühl und finden es richtig, wenn sich jemand um ihren Freund oder ihre Freundin kümmert.

Auf keinen Fall darf es aber passieren, dass sich das Kind im Unterricht meldet und anfängt, seine Missbrauchsgeschichte zu erzählen. Die Lehrkraft sollte das Kind stoppen und zum Gespräch einladen, sonst werden die anderen Kinder im Handumdrehen zu Hause erzählen, was sie gehört haben – und am nächsten Tag spricht das ganze Dorf darüber. Die ganze Klasse muss nicht wissen, dass es um Missbrauch geht, denn es besteht die Gefahr, die Grenzen des betroffenen Kindes oder Jugendlichen erneut zu verletzen. Ich kenne auch Klassen, die um die Missbrauchsgeschichte einer Mitschülerin oder eines Mitschülers wussten und gut damit umgegangen sind. Interessant ist, dass Kinder das Wissen um sexuellen Missbrauch oder Sexualstraftaten viel besser aushalten als Erwachsene.

Nochmal zur Rolle der Lehrkraft: Es ist sicher nicht ganz unkompliziert, sich in dieser Rolle selbst zu definieren und sie auch durchzuhalten.

Viele Lehrkräfte haben bei besonders schweren Fällen von sexuellem Missbrauch in der Familie den Impuls, das Kind zu sich zu nehmen: »Ich will es retten, ich will es da rausholen, es ist bei mir viel besser aufgehoben.« Das ist ein erster, verständlicher und schöner Impuls, aber das geht natürlich nicht. Es ist nicht ihre Aufgabe, einzuschätzen, wo das betroffene Mädchen oder der Junge zukünftig am besten aufgehoben ist, ob es aus der Familie herausgenommen werden muss oder nicht. Das alles ist Aufgabe des Jugendamtes und des Familiengerichts. Lehrkräfte müssen die Grenzen ihrer Kompetenzen erkennen, sonst agieren sie gegen Jugendamt und Familiengericht.

Lehrkräfte müssen die Grenzen ihrer Kompetenzen erkennen, sonst agieren sie gegen Jugendamt und Familiengericht.

Lehrerinnen und Lehrer liegen richtig, wenn sie besonnen und ruhig vorgehen und sich fachlich unterstützen zu lassen. Manche haben Angst, sie stünden ständig mit einem Bein im Gefängnis. Ich habe in den vergangenen 30 Jahren noch keine Lehrkraft erlebt, die auch nur eine Geldstrafe bekommen hätte, weil sie im Hilfeprozess einen Fehler gemacht hätte. Manchmal wären etwas mehr Mut und Zivilcourage hilfreich.

Perspektive aus der Praxis

Monika Stark-Murgia, Jugendamtsmitarbeiterin

Ich bin Mitarbeiterin im Jugendamt Stuttgart in der Abteilung Qualität und Qualifizierung, die sich unter anderem um Fortbildung und Qualifizierung kümmert sowie Konzeptions- und Klausurtage im Jugendamt begleitet. Einer meiner Arbeitsschwerpunkte ist die Qualifizierung im Bereich Kinderschutz, wozu alle Gefährdungslagen von Kindern, einschließlich sexueller Missbrauch, gehören.

Präventionsansätze

Ich organisiere Inhouse-Seminare in den Betreuungseinrichtungen, zu denen auch die Angebote der Ganztagsbetreuung in Schulen gehören, um die Kolleginnen und Kollegen für das Thema zu sensibilisieren: »Was nehme ich wahr? Welche Signale gibt es?«. Außerdem sprechen wir über die Definition von Kindeswohlgefährdung und den gesetzlichen Rahmen: »Welche Gefährdungslagen gibt es? Wie ist der Verfahrensweg, um auch den rechtlichen Vorgaben zu genügen, die wir als Jugendamtsmitarbeiter haben?« Für die Mitarbeiterinnen und Mitarbeiter im Bereich »Allgemeiner Sozialdienst«, der bei uns in regionalen Beratungszentren organisiert ist, gibt es eine andere, ausführlichere Schulung.

Mit hausinternen Seminaren habe ich gute Erfahrungen gemacht, weil so sichergestellt ist, dass jede Mitarbeiterin und jeder Mitarbeiter geschult ist. Das ist für die Leitung der Einrichtung weniger Verwaltungsaufwand, als jeden einzeln zu einer Schulung anzumelden. Außerdem kann man gemeinsam als Team eine Haltung zum Thema Kindeswohlgefährdung entwickeln: Was ist unsere Definition von Kindeswohlgefährdung? Zählt da ein Klaps auf den Hintern schon dazu? Wie wollen wir den Fragebogen zur Erfassung des Falles nutzen? Jedes offene Gespräch hilft dabei, die Unsicherheit bei der Einschätzung von Kindeswohlgefährdung abzubauen, und bricht das Tabu um sexuellen Missbrauch ein Stück weit auf.

Berührungsängste mit dem Thema »Sexueller Missbrauch«

Ich zitiere in Fortbildungen oft eine Statistik, die am Runden Tisch gegen sexuellen Missbrauch geäußert worden ist: Jede und jeder Zehnte hat eine Form von sexuellen Übergriffen erlebt – als Kind, als Jugendliche und Jugendlicher oder im Erwachsenenalter – vom »zufälligen Betatschen« bis hin zur Vergewaltigung. Ich sage dann provokativ: »Wenn wir durchzählen, sitzen auch in diesem Raum mit hoher Wahrscheinlichkeit Betroffene.« Es ist wichtig, das anzusprechen, denn wenn jemand eigene Erfahrungen in der Richtung gemacht hat, kann das durch die Beschäftigung mit einem Verdachtsfall »getriggert« werden und wieder hochkommen. Damit muss man sich auseinandersetzen.

Als Reflexionshilfe bei Verdacht auf sexuellen Missbrauch haben wir beim Jugendamt eine Checkliste zur Selbstbefragung entwickelt. Darauf steht zum Beispiel:

- »Was lösen die Beobachtungen in mir aus?«
- »Welche anderen Erklärungsmöglichkeiten für das Verhalten des Kindes sind noch möglich?«
- »Welche Veränderungen wünsche ich mir für das Kind?«

Dieser Moment des Innehaltens ist wichtig, weil ein Verdacht auf sexuellen Missbrauch eine extreme Dynamik in Gang setzt, beim Einzelnen, aber auch in der Schule oder in der Betreuungseinrichtung. Selbst erfahrene Fachkräfte können aus Empathie mit dem Kind übereilt und unvorsichtig handeln, aber schnelle Reaktionen sind oft nicht im Sinne des Opferschutzes.

Erstmal nur ein Verdacht ...

Es ist wichtig, bis zur endgültigen Bestätigung von einem »Verdacht« zu sprechen, um Rufschädigung zu vermeiden. Ich erinnere mich an einen Fall, bei dem sich eine Lehrerin besorgt an unser Beratungszentrum gewandt hat, weil ein Erstklässler – mit schwarzem Stift – ein Bild von zwei nackten Menschen gemalt hat. Bei der kleinen Figur war ein Penis erkennbar, aus dem etwas tröpfelte. Wir haben versucht herauszufinden, in welchem Kontext das Bild entstanden ist. Was hat das Kind zuvor gespielt? Was hat es beim Malen gesagt oder in dem Moment, als es das Bild übergeben hat? In diesem Fall hat sich der Verdacht zerstreut, aber es war auf jeden Fall richtig, dass sich die Lehrerin an uns gewandt hat.

Es ist wichtig, die Details rund um einen Verdacht auf sexuellen Missbrauch zeitnah schriftlich zu dokumentieren, weil sich sonst die Beobachtungen überlagern. Wichtige Punkte sind:

- »Was wurde mir von wem mitgeteilt?« – am besten als wörtliches Zitat, wobei nur Verständnisfragen gestellt werden sollten, um das Kind nicht zu beeinflussen.
- »Welche Verhaltensänderungen habe ich beobachtet?«
- »Was lösen diese Beobachtungen in mir aus, und mit wem habe ich über diese Beobachtungen gesprochen?«

Ein nächster Schritt wäre zu überlegen, wer im Umfeld des Kindes unterstützend tätig werden könnte.

Je besser die Dokumentation und die Mitarbeit der Lehrkräfte und pädagogischen Fachkräfte sind, desto besser können wir als Jugendamt handeln. Auch wenn ein Missbrauchsfall später vor Gericht landet, entscheidet die Qualität der Informationen über den Ausgang des Verfahrens. Wenn es den Verdacht gibt, dass ein Kind durch Suggestivfragen zu einer Aussage gedrängt wurde, ist sie vor Gericht wertlos.

Umgang mit den betroffenen Kindern

Wenn sich Kinder mitteilen, geschieht dies oft aus der Situation heraus, zum Beispiel beim Vorlesen. Das sollte man zulassen, ohne dass eine »Verhörsituation« entsteht. Es ist auch wichtig, den Kindern zu signalisieren, dass sie alles erzählen können, dass aber nicht alles vertraulich bleiben kann. Man könnte zum Beispiel sagen: »Ich kann dir nicht versprechen, dass das unser Geheimnis bleibt. Vielleicht muss ich es noch jemand anderem erzählen, weil ich alleine dir nicht helfen kann.«

Bei älteren Kindern oder Jugendlichen kann man vereinbaren, dass jeder Schritt vorab mit ihnen besprochen wird und sie informiert werden, wenn zum Beispiel eine Unterredung zwischen Jugendamt und Eltern ansteht. Im Fall eines Prozesses sollte man Betroffene darüber aufklären, was vor Gericht passiert: Was müssen sie erzählen und wie oft? Inzwischen werden in der Regel Videoaufzeichnungen eingesetzt, die den Kindern die Aussage im Gerichtssaal – möglicherweise im Angesicht des Täters – ersparen. Trotzdem sollte man gut abwägen, ob ein Kind emotional und geistig in der Lage ist, einen Prozess zu dem Zeitpunkt durchzustehen.

Wenn ein Kind oder dessen Eltern einen Fall von sexualisierter Gewalt nicht bei der Polizei anzeigen möchten, müssen andere Wege zum Schutz des Kindes gefunden werden, zum Beispiel eine Umgangsbeschränkung und natürlich psychologische und therapeutische Unterstützung. Wenn das Kind irgendwann an den Punkt kommt, an dem es doch eine Anzeige will, gibt es bei Missbrauch lange Verjährungsfristen, die erst ab dem 30. Lebensjahr beginnen.

Rechtliche Grundlagen der Arbeit

Die gesetzliche Grundlage für unsere Arbeit ist der seit 2005 geltende Paragraf 8a im SGB VIII (Achtes Buch des Sozialgesetzbuches), in dem der »Schutzauftrag bei Kindeswohlgefährdung« definiert wird. Nach Paragraf 72 haben Jugendämter und andere freie Träger außerdem den Auftrag, durch Qualifizierungsmaßnahmen sicherzustellen, dass die Rechte von Kindern und Jugendlichen und ihr Schutz vor Gewalt in Einrichtungen der Jugendhilfe zu gewährleisten sind. Deshalb sind die Schulungen zur Kindeswohlgefährdung für jeden unserer Mitarbeiter verpflichtend. Zusätzlich gibt es bei uns in Stuttgart einen Leitfaden mit dem Titel »Fachkräfte in der besonderen Verantwortung«, in dem die wichtigsten Punkte zu Prävention und Umgang mit sexualisierter Gewalt in Einrichtungen festgehalten sind. Bei den Schulen bildet das Schulgesetz des Landes Baden-Württemberg Paragraf 85 Absatz 3 und 4 die Grundlage für den Umgang mit sexuellem Missbrauch.

Funktion der »insoweit erfahrenen Fachkraft«

Jeder Träger der Kinder- und Jugendhilfe muss nach dem Paragrafen 79a eine »insoweit erfahrene Fachkraft« vorhalten, an die sich Mitarbeiterinnen und Mitarbeiter im Fall von Kindeswohlgefährdung wenden können. Wir haben im Jugendamt Stuttgart sieben Kolleginnen und Kollegen aus dem Bereich Kita und Beratung, die einen fünfprozentigen Stellenanteil für ihre Arbeit als »insoweit erfahrene Fachkraft« haben. Auf diese Stellen muss man sich bewerben, wobei wir erwarten, dass sich die Mitarbeiterinnen und Mitarbeiter schon einschlägig mit dem Thema »Missbrauch und sexualisierte Gewalt« beschäftigt und fortgebildet haben.

Alle anderen Einrichtungen, die nach dem Kinder- und Jugendhilfegesetz arbeiten, sind verpflichtet, ihre Mitarbeiterinnen und Mitarbeiter selbst zu qualifizieren und eine Struktur mit »insoweit erfahrenen Fachkräften« zu schaffen.

Für die Schulen sind geschulte Mitarbeiter des Kinderschutzzentrums ihre »insoweit erfahrenen Fachkräfte« zur Klärung bei Kindeswohlgefährdung. Auf diese Beratung haben Schulen nach Paragraf 8b Absatz 1 SGB VIII (Achtes Buch des Sozialgesetzbuches) einen Anspruch. Wenn es um den Verdacht auf sexuellen Missbrauch geht, wird die beteiligte Mitarbeiterin des Jugendamts einen sogenannten »Hilfeprozessmanager« hinzuziehen.

Bei Verdacht auf sexuellen Missbrauch hat unser Jugendamt bereits seit 1996 ein besonderes Konzept des »Hilfeprozessmanagements« entwickelt: Wenn es einen konkreten Verdacht auf Missbrauch gibt, werden Kolleginnen und Kollegen aus dem Beratungszentrum dazu geholt, wobei darauf geachtet wird, dass die sogenannten »Hilfeprozessmanager« den Fall nicht schon aus einer anderen Perspektive kennen, zum Beispiel weil er oder sie im gleichen Bezirk tätig ist. Die Hilfeprozessmanagerin bzw. der Hilfeprozessmanager beruft dann eine Hilfskonferenz ein, an der Personen teilnehmen, die mit dem Kind zu tun haben – Lehrerinnen und Lehrer, Erzieherinnen und Erzieher, Mitarbeiterinnen und Mitarbeiter des Beratungszentrums. Es werden Beobachtungen ausgetauscht und Ideen, wie man weiter vorgehen könnte. Das alles wird protokolliert, inklusive einer konkreten Aufgabenverteilung: Wer kümmert sich um was bis wann? Es geht nicht darum, einen Kompromiss zu finden, sondern eine Lösung, mit der am Ende wirklich alle beteiligten Fachkräfte einverstanden sind.

Zusammenarbeit mit Schulen

Die Schulen unterstehen dem staatlichen Schulamt und handeln nach dem Baden-Württembergischen Schulgesetz, im dem auch der Umgang mit Kindeswohlgefährdung beschrieben ist. Das Jugendamt hat gemeinsam mit dem staatlichen Schulamt eine Kooperationsvereinbarung unterschrieben. Daraus ist eine schriftliche Arbeitshilfe entstanden, die Lehrern aufzeigt, wie sie mit Gefährdungslagen umgehen, wann es sinnvoll ist, auf das Jugendamt zuzugehen, und welche Beratungsangebote es darüber hinaus gibt. Wir empfehlen den Schulen, ein Schutzkonzept zu erarbeiten, aber die Umsetzung im Entscheidungsspielraum der Schule zu lassen. Besonders wenn verschiedene Träger unter dem Dach einer Schule zusammenarbeiten, bietet es sich an, den Verfahrensablauf und Verantwortlichkeiten klar zu definieren.

Lehrerinnen und Lehrer haben täglich Kontakt zu »ihren« Kindern in der Klasse, sie sind oft die ersten Ansprechpartner, wenn es Kindern nicht gut geht. Eine Sensibilisierung der Lehrkräfte ist wichtig und notwendig, damit sie Kindeswohlgefährdung erkennen können. Lehrkräfte brauchen auch Sicherheit darüber, welche rechtlichen Grundlagen, Verfahrensschritte und Beratungsmöglichkeiten es gibt und wann das Jugendamt informiert werden muss.

Zunächst sollten Gespräche mit den Eltern geführt und Vereinbarungen zur Abwendung der Gefährdung getroffen werden – es sei denn, es besteht der Verdacht, dass es innerhalb der Familie zu sexuellem Missbrauch kommt. Zeigen sich Eltern nicht kooperativ, gehen die Lehrkräfte auf das Jugendamt zu.

Ich bekomme immer wieder mit, dass Lehrerinnen und Lehrer Bedenken haben, das Jugendamt hinzuzuziehen, weil sie fürchten, dass wir das Kind überstürzt aus der Familie nehmen könnten. Dabei ist dies das wirklich letzte Mittel, zu dem wir nur selten greifen. Im Jahr 2016 hatten wir 1355 Fälle mit Verdacht auf Kindeswohlgefährdung. Das führte zu 164 Inobhutnahmen, bei denen das Kind für eine befristete Zeit zu einer Pflegefamilie oder in eine stationäre Einrichtung kommt – meist mit dem Einverständnis der Eltern. Wenn die Erziehungsberechtigten nicht zustimmen, muss das Jugendamt innerhalb von 72 Stunden das Familiengericht anrufen. Bei einer Anhörung mit den Eltern, einem Vertreter des Jugendamts und gegebenenfalls einem Verfahrensbeistand wird die Kindeswohlgefährdung erörtert – und wenn möglich werden Vereinbarungen mit den Eltern zur Abwendung der Gefährdung getroffen. Wenn das nicht gelingt, bleibt das Kind in Obhut des Jugendamts, wobei die Familiengerichte die Entscheidung über einen Sorgerechtsentzug in bestimmten zeitlichen Abständen überprüfen. Die Eingriffsschwelle ins Sorgerecht ist hoch. Es ist also nicht so, dass wir die Kinder einfach eigenmächtig »wegnehmen« können. Leider hält sich dieses Bild hartnäckig.

Ich kann verstehen, dass die Zusammenarbeit mit dem Jugendamt für Lehrkräfte ein gefühlter Kontrollverlust ist: Sie müssen uns das Schicksal des Kindes anvertrauen und darauf vertrauen, dass wir die richtigen Schritte gehen. Außerdem bedeutet das »Offiziellmachen« des Falles für die Lehrkräfte Arbeit: Formulare, Gespräche, Terminkoordination – und das möglicherweise über einen längeren Zeitraum. Ich könnte mir vorstellen, dass da manche versucht sind zu sagen: »Wird schon nicht so schlimm sein, ich melde das lieber nicht.«

Auf der anderen Seite kommt es immer wieder zu Enttäuschungen bei Lehrerinnen und Lehrern, wenn sie das Jugendamt »eingeschaltet« haben und dann keine Rückmeldung bekommen. Das liegt an unseren strengen Datenschutzvorschriften. Wir können nur sagen: »Das Kind bekommt Hilfe.« Die Information, dass der Fall vor Gericht geht, wäre schon zu viel. Das sind Daten, die wir nur mit Zustimmung der Eltern herausgeben können.

Um Missverständnissen vorzubeugen, ist ein enger Kontakt zwischen den zuständigen Jugendamtsmitarbeitern und den Schulen hilfreich, zum Beispiel durch einen Besuch der Gesamtlehrerkonferenzen oder Austauschtreffen mit den Schulleiterinnen und Schulleitern. Ein gutes Angebot sind auch anonyme Beratungen, in denen Lehrerinnen und Lehrer einen Fall schildern können, ohne ihn gleich an uns »übergeben« zu müssen. Solche niederschwelligen Angebote können Ängste abbauen, die es in Bezug auf die Zusammenarbeit mit dem Jugendamt leider immer noch gibt.

Die Schule im Blick: Prävention

Wie wirken sich eigene Missbrauchserfahrungen von Lehrkräften aus?

So wie es einen statistischen Durchschnittswert gibt, wie viele betroffene Kinder in einer Klasse sitzen, kann man auch sagen, wie viel Prozent der Lehrkräfte diese Erfahrungen haben?

Wir können das noch weiter aufmachen in unsere Gesellschaft hinein, denn wenn man die großen Studien anschaut, wie viele Menschen im Verlaufe von Kindheit und Jugend sexuellen Missbrauch erlebt haben – das sind immer retrospektive Befragungen bei Erwachsenen –, dann kommen 12,4 Prozent der Bevölkerung heraus. Die Studien erfassen Aussagen zu sexuellem Missbrauch, der je nach Studie schon viele Jahre zurückliegt. Als PETZE ein Bundesmodellprojekt war, haben wir versucht herauszufinden, ob die Anzahl der Betroffenen und der Täter in der Lehrerschaft höher als in der Durchschnittsbevölkerung ist, das scheint nicht der Fall zu sein. In einer normalen Schule mit hundert Lehrkräften kann man sicher sein, dass etwa zehn von ihnen wissen, wovon die Rede ist.

Kann man annehmen, dass Lehrkräfte mit eigenen Missbrauchserfahrungen in Kindheit und Jugend sich eher engagieren?

Die Motivation, sich aus eigener Betroffenheit heraus zu engagieren, finde ich erst mal durchwegs positiv. Wichtig ist, dass die Kollegin oder der Kollege schon genug für sich selbst getan hat, um dieses peinigende Erlebnis

> **Wenn man die großen Studien anschaut, wie viele Menschen im Verlaufe von Kindheit und Jugend sexuellen Missbrauch erlebt haben, dann kommen 12,4 Prozent der Bevölkerung heraus.**

zu verarbeiten. Sonst besteht die Gefahr, dass die Lehrkraft sich stellvertretend um die Schülerinnen oder Schüler kümmert und gar nicht sieht, dass dieses Mädchen oder jener Junge eventuell ganz andere Gefühle hat als die Lehrkraft damals als Kind. Ob sich Lehrkräfte mit eigenen Erfahrungen eher engagieren, kann ich nicht einschätzen. Ich kann mir gut vorstellen, dass manche Lehrkraft vor dem Thema zurückschreckt, weil sie selbst belastet ist und noch keinen Weg gefunden oder auch nicht gesucht hat, um die eigene Geschichte aufzuarbeiten.

Würden Sie dazu raten, die eigene Erfahrung öffentlich zu machen?

In Fortbildungen betone ich immer meine hohe Wertschätzung und Achtung vor den Männern und Frauen, die sich geoutet haben und öffentlich sagen: »Das habe ich erlebt.« Sie haben sehr viel in Gang gesetzt und dazu beigetragen, das Thema in die Gesellschaft zu tragen. Gleichzeitig sollte man sich als Lehrkraft, egal ob männlich oder weiblich, gut überlegen, ob man sich im beruflichen Kontext outet. Es könnte passieren, dass es im Kollegium dann heißt: »Ach ja, die Frau Maier, die hat das selbst erlebt, jetzt stürzt sie sich auf das Thema, um ihre eigene Betroffenheit zu kompensieren.« Es kann sein, dass man als Person nach einem solchen Outing anders behandelt wird. Ich würde raten, eher vorsichtig zu sein. Doch ich habe auch schon sehr gute Reaktionen erlebt, wenn Schulleitung oder Lehrkräfte offen über eigene Missbrauchserfahrungen gesprochen haben. Das waren Kolleginnen und Kollegen, die zum Thema eine innere Klarheit hatten. Auf Elternabenden, auch wenn das Thema »Sexueller Missbrauch in der Klasse« auf der Agenda steht, würde ich persönliche Erfahrungen nicht ansprechen.

Leon Angerer*, Schüler, 14 Jahre

Ich finde es gut, dass es so ein Buch für Lehrer gibt, weil eigentlich müssen alle ihren Schülern helfen können, wenn sie Missbrauch oder Belästigung erleben. Weil man weiß echt nicht, wohin damit. Und bestimmt geht es manchen genauso wie mir. Deswegen will ich etwas von mir erzählen, als ich noch in die Grundschule gegangen bin.

Aber bevor ich etwas von mir erzähle, muss ich erst mal erklären, was vorher war. Als ich in der 2. oder 3. Klasse war, hat mein Religionslehrer so darüber geredet, dass alle selbst bestimmen können, wer sie anfasst und so. Ich fand das erst ein bisschen komisch, weil ist doch klar, hab ich gedacht, dass mich keiner anfasst, wenn ich das nicht will. Irgendwie haut man dem sonst eine. Und dann ist was ziemlich Peinliches passiert. Mein Religionslehrer meinte, dass ihm das mal passiert ist, als er ein Jugendlicher war. Er hat was erzählt von Missbrauch und dass sein großer Bruder so eklige Sachen mit ihm gemacht hat. Aber dass er schwören musste, dass er es nicht sagt. Er hat das sogar geschworen, und deshalb hat er es erst seiner Frau erzählt, als er schon verheiratet war. Ich weiß noch genau, wie ich gedacht habe: Der ist ja irre, sowas erzählt man doch nicht vor der Klasse, das ist doch voll peinlich! Ich fand ihn trotzdem gut, total nett und außerdem war er auch Sportlehrer – mein Lieblingsfach.

Als ich aufs Gymnasium kommen sollte, haben mich meine Eltern zur Nachhilfe geschickt, weil ich in Mathe so schlecht war. Der Nachhilfelehrer war gar kein echter Lehrer, sondern unser Nachbar in der Siedlung. Er war ein Mathegenie und hat mir abends nach seiner Arbeit mit Mathe geholfen. Ich fand das nicht so toll, weil ich dann nicht mehr zum Fußballtraining gehen konnte. Aber der Jürgen, so hieß der Nachbar, hat sich echt Mühe gegeben. Und es hat ziemlich geholfen! Ich habe Mathe plötzlich kapiert, hatte dann auch meistens Zweier und Dreier. Aber wenn wir so gerechnet haben, hat er sich immer so dicht hinter mich gestellt und über die Schulter geschaut. Ich will nicht so genau sagen, was er da gemacht hat … Aber jedenfalls wollte ich da nicht mehr hin. Meinen Eltern konnte ich nichts sagen, weil die den Jürgen richtig verehrt haben für seinen Erfolg. Die waren total dankbar. Mir war immer schlecht, wenn ich zu ihm musste. Einmal habe ich sogar gekotzt. Aber ich musste trotzdem hin, weil mein Vater meinte, ich würde mich nur drücken und eigentlich zum Fußball wollen. Ich weiß gar nicht mehr, wie lange das gedauert hat, ein oder zwei Monate? Oder ein halbes Jahr? Ich hatte keine Ahnung, was ich machen soll. Ich wollte auch nicht undankbar sein. Ich habe überlegt, ob ich meiner Mutter sage, was los ist. Aber sie war so

* Name geändert

begeistert von dem Typen, dass sie vielleicht auch gesagt hätte, das ist nur eine fiese Ausrede von mir. Und witzigerweise hat er das auch immer gesagt: »Kannste ruhig deinen Eltern erzählen, glaubt dir sowieso keiner, weil sie wissen, dass du lieber zum Fußball willst!«

Und dann ist mir mein Religionslehrer eingefallen. Ich hatte dann nur noch Religion bei ihm, Sport nicht mehr, leider. Ich war mir sicher, dass er mir das glaubt. Ich habe es ihm nicht gleich gesagt, ein bisschen gewartet, weil ich natürlich immer gehofft habe, dass es aufhört. Aber als es nicht mehr ging, habe ich ihn nach der Stunde gefragt, ob ich mal mit ihm reden kann. Ich weiß noch genau, wie er geguckt hat – ich glaube, er hat schon gewusst, was kommt. Dann habe ich ihm alles erzählt. Echt alles, weil ich ihm vertraut habe und weil ich gewusst habe, dass er nicht denkt, dass ich mir das wegen Fußball ausgedacht habe. Vor ihm war es mir auch gar nicht so peinlich. Schon peinlich, aber es ging. Er hat dann etwas gegen den Jürgen unternommen, das heißt, er hat mit meinen Eltern geredet – ohne mich – und die haben eine Anzeige gemacht. Ich musste nicht mehr zur Nachhilfe. Einmal war ich mit meiner Mutter zur Aussage bei der Polizei, aber was dann passiert ist, weiß ich nicht so genau. Ich müsste sie mal fragen. Der Jürgen ist später weggezogen, ich glaube nicht, dass er im Gefängnis war.

Welche Unterstützung brauchen Lehrkräfte, um aktiv zu werden?

Ich stelle mir vor, ich bin Lehrerin in einer deutschen Kleinstadt. Ich kämpfe mit dem üblichen Wahnsinn des Schulalltags, mit Vertretungsklassen, Zeugnissen, ein paar besonders frechen Jungen, ich versuche die Mischung aus Zuwendung und Fachlichkeit auszubalancieren. Vielleicht will ich dann nichts Beunruhigendes mehr bemerken?

Lehrkräfte brauchen Ressourcen, um sich um einzelne Kinder zu kümmern. Egal welche Probleme die Schülerinnen und Schüler mit in die Schule bringen. Es kann sein, dass Kinder geschlagen werden, ihre Eltern psychisch krank sind, sie vernachlässigt oder missachtet werden. Wenn Lehrkräfte überarbeitet sind, zu viele Aufgaben gleichzeitig bewältigen müssen, stehen die Chancen für den Kinderschutz nicht gut. Es ist eines der Argumente, die ich an Studientagen höre: »Jeder gesellschaftliche Missstand wird in die Schulen abgeschoben, wir können doch nicht alles kompensieren.« Das verstehe ich. Aber eine Schule, die dem Kinderschutz Priorität einräumt, tut am Ende auch etwas für ihre Lehrkräfte. Das mag paradox klingen, aber letztlich leiden engagierte Lehrerinnen und Lehrer darunter, wenn vor ihnen diese problembeladenen Kinder sitzen und sie keine Ahnung haben, wie sie ihnen helfen können. Sie fühlen sich im Stich gelassen, müssen ihre Eindrücke verarbeiten und bekommen keine Unterstützung. Sie erhalten kein Basiswissen und es fehlt ihnen die Absicherung, die ein schulisches Schutzkonzept gibt. Ich weiß, es gibt auch Lehrkräfte, die keinen Impuls verspüren, Schülerinnen und Schülern mit privaten Nöten zu helfen, aber das ist gewiss nicht die Mehrheit.

Sind Lehrkräfte durch ihre Ausbildung prädestiniert, sexuellen Missbrauch zu erkennen?

Ich erwarte von Lehrkräften, die in den letzten 20 Jahren ihre Ausbildung oder ihr Studium durchlaufen haben, dass sie ein gewisses Grundverständnis von psychosexueller Entwicklung und ebenso ein Grundverständnis von Gewaltprävention und pädagogischen Fragestellungen haben. Das ist von Schulart zu Schulart unterschiedlich. Wir haben kaum Schwierigkeiten in Grundschulen und in Förderschulen. Die pädagogische Arbeit in der Fortbildung wird in Gymnasien schwieriger, wo wir es mit reinen Fachlehrkräften zu tun haben, die keine Ausbildung zu Themen wie »Missbrauch« oder »Gewalt in der Familie« durchlaufen haben. Wenn sie Physik und Chemie studiert haben, ist die Wahrscheinlichkeit nicht groß, dass die zwei bis drei pädagogischen Seminare tiefe Spuren hinterlassen haben. Das Referendariat, das beispielsweise in Schleswig-Holstein eine sehr praxisorientierte Zeit in der Schule war, ist gerade auf anderthalb Jahre verkürzt worden. Unser Thema Prävention ist aus den Curricula wieder rausgeflogen – es geht nicht immer nur voran. Vieles bleibt Thema für Fortbildungen und thematische Studientage. Gut wäre es, wenn auf jeden Fall Schulleitungen über Basiswissen und Handlungskompetenz zum Themenfeld verfügten. Auch das ist bislang leider nicht durchgehend der Fall.

Hat sich die Atmosphäre innerhalb der Fortbildung für Lehrkräfte in den vergangenen Jahrzehnten verändert?

Vieles, was vor 20 Jahren bei Fortbildungen noch auf Abwehr und Unglaube stieß, ist heute leichter zu vermitteln. Die gesamtgesellschaftliche Haltung zum Thema »Sexueller Missbrauch« ist offener geworden und das Wissen profilierter. Hinzu kommt die langjährige Erfahrung der Fortbildungsträger, die zu didaktischen und inhaltlichen Verbesserungen geführt hat. Bei unseren Fortbildungen fiel uns anfänglich die große Aufregung, die hohe Emotionalität und Betroffenheit auf, die in den Gruppen spürbar waren. Im Laufe der Jahre hat sich ein neuer Lehrsatz herauskristallisiert. Wenn es Fälle von sexuellem Missbrauch gibt, die in der Schule bekannt werden, ermutige ich die Lehrkräfte, sich zu sagen: »Es ist etwas Gutes passiert. Das Kind hat sich mir anvertraut, es hat alle Hürden übersprungen, die Angst, die Scham überwunden – ich habe offenbar eine so positive Ausstrahlung in meiner Klasse, dass es sich getraut hat, diesen schweren Schritt zu gehen«. Ich rate Lehrkräften, dies als ein Geschenk anzunehmen, behutsam damit umzugehen und es nicht fallen zu lassen. Wenn sie »das Geschenk der Erstoffenbarung« weitergeben – etwa an das Jugendamt, an die Fachstelle oder in schweren Fällen an die Polizei –, müssen sie für eine sorgfältige Übergabe sorgen. Mit diesem Auftrag können Lehrkräfte viel anfangen, weil sie merken, dass sie zwar Verantwortung tragen, aber gleichzeitig eine positive Figur für die Schülerinnen und Schüler bleiben. Das stärkt das Selbstwertgefühl der

Lehrkräfte, die emotional erst mal über Glatteis schliddern, verunsichert sind und eventuell mit eigenen Ängsten zu kämpfen haben.

Sie betonen immer wieder, dass sich Lehrerinnen und Lehrer Hilfe holen sollen. Wenn ich an manche dünnbesiedelten Gegenden in Mecklenburg-Vorpommern denke, dann frage ich mich, wo ist dort Hilfe zu finden?

Wir leben im digitalen Zeitalter, Lehrkräfte kennen das Internet. Wir haben ein fantastisches Online-Angebot bundesweit mit dem kostenfreien Hilfetelefon »Sexueller Missbrauch« mit der Nummer 0800 22 55 530. Unter dieser Nummer kann sich jede Lehrkraft jederzeit und bei Bedarf auch anonym beraten lassen. Wenn die Lehrkraft noch nicht sicher ist, welche Schritte sie gehen will, und erste Informationen braucht, kann sie sich ohne großen Aufwand und Termin beraten lassen. Sie kann auch eine Anfrage per Mail schicken und bekommt zeitnah eine verbindliche Antwort. Mit der Auskunft kann sie auch zur Schulleitung gehen. Natürlich ist es angenehm, in einer Kreis- oder Großstadt zu wohnen und bei einer Beratungsstelle persönlich vorzusprechen. Fachberatungsstellen in der Nähe findet man übrigens in der Datenbank des »Hilfeportals Sexueller Missbrauch« unter www.hilfeportal-missbrauch.de.*

Viele Schulen sind mittlerweile besser ausgestattet, haben Schulsozialpädagogen oder Schulpsychologen oder können Kontakt zu schulpsychologischen Beratungsstellen aufnehmen. Bei ihnen kann auch Beratung und Unterstützung eingeholt werden, gerade in Fällen von sexuellem Missbrauch an der Schule selbst. Manchmal, bei starker Belastung, empfiehlt es sich, neben der Schulleitung auch den Schulrat oder die Schulrätin einzubinden und gegebenenfalls die Verantwortung abzugeben.

Außerdem sieht das Bundeskinderschutzgesetz bei Verdacht auf eine Kindeswohlgefährdung – und sexueller Missbrauch ist eine Gefährdung – die Mitwirkung einer »insoweit erfahrenen Fachkraft« vor (Paragraf 8b SGB VIII, Achtes Buch des Sozialgesetzbuches). Darauf kann sich jede Lehrkraft beziehen. Der Rechtsanspruch gilt bundesweit. Die Jugendämter müssen dafür sorgen, dass Schulen eine solche Fachkraft genannt wird. Sie ist entweder in den Fachberatungsstellen angesiedelt oder direkt im Jugendamt. Diese Fachkraft soll helfen einzuschätzen, ob es um eine Kindeswohlgefährdung geht oder nicht.

* Näheres zu diesem Angebot finden Sie im Serviceteil auf Seite 143.

Perspektive aus der Praxis

Marina Hoffmann, Schulpsychologin

Ich mag die Arbeit als Schulpsychologin, weil sie verantwortungsvoll und dabei sehr abwechslungsreich ist. Ich komme mit unterschiedlichen Personengruppen in Kontakt – Schülerinnen und Schülern, Eltern und Lehrkräften –, es geht um Einzelfälle und zugleich um die Schule als System. Daher hilft mir zusätzlich zu meinem Studium der Psychologie die Ausbildung als »Systemische Beraterin«, um auf diese Aufgabenvielfalt vorbereitet zu sein.

Die Bezeichnung »Schulpsychologin« sorgt bei Außenstehenden immer wieder für Verwirrung. Ich bin keine Therapeutin, sondern eine Beraterin, die außerhalb einer Schule in einem dezentralen Schulpsychologischen Beratungszentrum arbeitet. Dort bin ich Ansprechpartnerin für 36 Schulen, von Grundschulen über Förderschulen bis zu Berufsbildenden Schulen, insgesamt bin ich für rund 10 000 Schülerinnen und Schüler zuständig. Die rechtliche Grundlage für Gespräche mit Schülerinnen und Schülern ist eine Einverständniserklärung der Eltern. Das ist in Fällen von häuslicher Gewalt oder sexuellem Missbrauch natürlich schwierig. Meine Aufgabe ist deshalb vor allem, diejenigen zu unterstützen, die direkt mit den Schülerinnen und Schülern zu tun haben. Ich biete ihnen telefonische Beratung oder direkte Gespräche in der Schulpsychologischen Beratungsstelle an und bin möglichst oft in den Schulen vor Ort.

Die drei Hauptarbeitsfelder einer Schulpsychologin in Rheinland-Pfalz sind Einzelfallarbeit, Fortbildung von Lehrkräften und Beratung von Schulen als System. Grundsätzlich können meine Kolleginnen und Kollegen und ich zu jedem Fall eine Erstberatung durchführen, es gibt aber individuelle Arbeitsschwerpunkte wie in meinem Fall Mobbing, psychische Gesundheit von Schülerinnen und Schülern und Prävention sexueller Gewalt.

Beschäftigung mit sexuellem Missbrauch

Meine ersten Berührungspunkte mit dem Thema »Sexueller Missbrauch« hatte ich zu Beginn meiner beruflichen Tätigkeit. Im Zuge der Aufarbeitung der Vorfälle an der Odenwaldschule wurde dank der »Runden Tische« das Handlungsfeld Schule in den Blick genommen. Ich habe Fortbildungen zum Thema und im Bereich Traumapädagogik absolviert und befinde mich gerade in der Ausbildung zur »Präventionsmanagerin körperliche und sexuelle Gewalt gegen Kinder«. Das Programm umfasst mehrere Module wie Fallmanagement, Gesprächsführung mit Betroffenen und Übergriffe zwischen Jugendlichen. Mit dieser Expertise berate ich Kolleginnen und Kollegen auch dann, wenn eine Schule ein Schutzkonzept entwickeln will oder wenn es einen Verdacht auf Missbrauch gibt. Ich vermittle auch Kontakte zu Beratungsstellen und Präventionsangeboten und versuche, die regionale Netzwerkarbeit zu stärken. In einem Flächenland wie Rheinland-Pfalz ist es nicht immer leicht, vor Ort spezialisierte Helferinnen und Helfer zu finden, deshalb arbeite ich oft mit den lokalen Frauennotrufen und den Kinderschutzdiensten zusammen.

Natürlich gab es schon vor dem Odenwaldskandal Konzepte in der Schulpsychologie, wie man mit Fällen von sexuellem Missbrauch in der Schülerschaft umgeht, aber das Thema hat seitdem merklich Rückenwind bekommen. Die Lehrerinnen und Lehrer sind sensibler geworden, und eine Infokampagne wie »Schule gegen sexuelle Gewalt«, die hier in Rheinland-Pfalz vom Bildungsministerium an allen Schulen veranstaltet wurde, schafft zusätzliche Aufmerksamkeit.

Das Bewusstsein für das Thema steigt ebenfalls, wenn die Polizei hier im Bundesland eine schulweite Fahndung durchführt, um ein betroffenes Kind zu identifizieren. Die Lehrkräfte bekommen dazu Fotoausschnitte vorgelegt, die aus Ermittlungen bezüglich gefilmter Sexualstraftaten stammen, und sind aufgefordert, die Fotos nach bekannten Kindern durchzusehen. Das Verfahren ist hoch effektiv. Dennoch ist das ein Moment, der jeder Lehrerin und jedem Lehrer nahegeht: Sie hoffen, dass keiner »ihrer« Schüler oder Schülerinnen darunter ist, wissen aber gleichzeitig, dass rein statistisch in jeder Klasse mindestens ein Kind sitzt, das sexualisierte Gewalt erlebt hat oder erleben wird. Eine derartige Konfrontation kann dazu ermuntern, auch präventiv ein Zeichen zu setzen.

Ich denke, jetzt ist ein guter Zeitpunkt, sich stärker mit sexualisierter Gewalt in der Schule zu befassen, weil unsere Gesellschaft – und damit auch die Schulen – heterogener wird, verschiedene Lebensmodelle und Rollenbilder aufeinanderprallen. Umso wichtiger ist es für Kinder und Jugendliche, die eigenen Grenzen zu kennen und die von Mitschülerinnen und Mitschülern zu respektieren – und genau darum geht es im Kern, wenn wir über sexualisierte Gewalt sprechen. Hinzu kommt, dass Kinder und Jugendliche heute auf dem Handy ohne Probleme Bilder und Filme sehen können, die Schamgrenzen verletzen. Ein Beispiel sind »Revenge Porn« – Rachepornos. Das sind in der Regel intime Nacktbilder, die Jugendliche nach einer unguten Trennung vom Partner oder von der Partnerin verbreiten.

Beratungspraxis zu sexuellem Missbrauch

Wir arbeiten als Schulpsychologen vor allem nachfrageorientiert. Wendet sich etwa eine Lehrkraft mit ihrem Verdachtsfall an mich, geht es meistens um das private Umfeld der Kinder. Die Auslöser für den Verdacht können vielfältig sein: Leistungsabfall, Selbstverletzungen oder sexualisiertes Verhalten. Es kommt auch vor, dass sich Kinder oder Jugendliche selbst bemerkbar machen. Die Schüler testen dann die Reaktion der Erwachsenen eher über Anekdoten oder kleine Andeutungen aus anstatt detaillierte

Tatschilderungen auszusprechen. Wenn Erwachsene – auch nonverbal – signalisieren: »Ich kann mit dieser Information nicht umgehen, das erschreckt mich«, dann kann es sein, dass sich das Kind wieder verschließt. Ich erlebe oft, dass Lehrerinnen und Lehrer auf solche Tests nicht vorbereitet sind, sie fühlen Ohnmacht gegenüber sexuellem Missbrauch.

Die Ohnmacht der Helfersysteme erleichtert Tätern die Verschleierung von Übergriffen und sexuellen Missbrauch. Sie unterstützt die Macht der Täter – es geht in den meisten Fällen nicht primär um das Ausleben von sexuellen Trieben, sondern um den Missbrauch von Macht gegenüber einem Schwächeren.

Im ersten Schritt meiner Beratung versuche ich, gemeinsam mit der Lehrkraft die Situation zu reflektieren und dabei Beobachtung von Interpretation zu trennen. Es gilt das Motto: »Missbrauch hat Zeit.« Übereilte Handlungen helfen bei einem Verdacht auf sexuellen Missbrauch nicht, weder den Betroffenen noch den Helfern. Wichtiger als Schnelligkeit sind eine gute Dokumentation von Anfang an und ein sensibler Umgang mit Informationen.

Ich gebe der Lehrkraft konkrete Hinweise, wie sie auf die Schülerin oder den Schüler zugehen kann. Es geht auch darum, einen freien Bericht zu ermöglichen, ohne zu drängen oder zu beeinflussen. Die Entscheidung, was mit dem Berichteten weiter passiert und wann es passiert, muss letztlich bei dem betroffenen Kind liegen. Ein ganz wichtiger Punkt in meinen Erstberatungsgesprächen ist deshalb, dass es falsch wäre, über den Kopf des Kindes hinweg zu entscheiden, auch wenn man sich selbst wünscht, den geschilderten Missbrauch so schnell wie möglich zu stoppen.

Wenn sich der Verdacht erhärtet, empfehle ich, eine »erfahrene Fachkraft« hinzuzuziehen, die den Fall nochmal aus einer unabhängigen Perspektive betrachtet und letztlich einschätzt, ob das Jugendamt eingeschaltet werden sollte. An dem Punkt haben die Lehrkräfte vor allem die Aufgabe, mit ihren dokumentierten Beobachtungen bei der Entscheidung zu helfen, ob es zu einem Prozess vor Gericht oder zu einer Inobhutnahme kommen wird.

Sollte ein konkreter Verdacht gegen eine Lehrerin oder einen Lehrer im Raum stehen, wird diese Lehrkraft innerhalb weniger Stunden vom Schulamt freigestellt und es gibt ein beidseitiges Kontaktverbot. So ein Fall kann das Kollegium in Lager spalten und viel Unruhe verursachen, dann ist es meine Aufgabe als Schulpsychologin, am »System Schule« zu arbeiten.

Schutzkonzept für Schulen

Die Anlässe für ein Schutzkonzept an Schulen sind vielfältig. Einige Schulen benennen selbst den Bedarf sehr konkret. Ich habe zum Beispiel das Kollegium einer Förderschule beraten, wie es eine gute Balance zwischen Nähe und Distanz findet. Das ist bei Schülerinnen und Schülern mit Behinderung eine besondere Herausforderung, weil einige von ihnen besondere körperliche Nähe und Hilfe brauchen. Ein Schutzkonzept ist auch hilfreich, wenn die Schule mit externen

Trägern zusammenarbeitet, zum Beispiel mit einem Sportverein, der eine AG anbietet. Es gilt dann, transparente Regeln zu vereinbaren. Insgesamt profitieren insbesondere die Lehrkräfte selbst von der Schutzkonzeptarbeit: Sie sind in ihrem alltäglichen Handeln gestärkt und haben durch die Fortbildung und den kollegialen Austausch die professionelle Sicherheit, auch mit Ausnahmesituationen adäquat und für die Schülerinnen und Schüler wertschätzend umzugehen.

Bei Eltern ist das Thema Schutzkonzept noch relativ unbekannt. Ich kann mir gut vorstellen, dass Eltern und Schulelternbeiräte in Zukunft mit Offenheit auf das Thema reagieren anstatt mit Besorgnis und Berührungsängsten.

Wenn ich von »Schutzkonzept« spreche, meine ich kein standardisiertes Modell, das an jeder Schule gleich funktioniert, sondern eher Bausteine, die individuell kombinierbar sind. Ein Baustein ist beispielsweise ein gutes Beschwerdemanagement, bei dem jede Schülerin und jeder Schüler die Ansprechpartner kennt und sicher sein kann, dass seine Probleme gehört werden. Viele Schulen haben schon Beratungs- oder Vertrauenslehrerinnen und -lehrer, auch solche Strukturen können Teil eines Schutzkonzeptes sein. Ein anderer Punkt ist der Umgang mit fremden Personen: Lehrkräfte und anderes Schulpersonal sollten sich verantwortlich fühlen, unbekannte Personen, die in der Schule unterwegs sind, anzusprechen und zum Sekretariat zu schicken.

Wenn ich in einer Schule die Arbeit an einem Schutzkonzept vorstelle, sind einige erst mal erschrocken, wie umfangreich das ist: Präventionsmaßnahmen, Einbindung von Eltern und Beratungsstellen sowie ein Handlungsleitplan im Verdachtsfall – alles muss bedacht werden. Das heißt aber nicht, dass eine Schule all das auf einmal in Angriff nehmen muss. Ich empfehle, das Modell erst in einer Gruppe von interessierten Kolleginnen und Kollegen an die Bedürfnisse der Schule anzupassen: Was brauchen wir, was haben wir vielleicht schon? Das wichtigste Ergebnis ist ein Handlungsplan, damit im Verdachtsfall wirklich jeder weiß, wie er reagieren muss und wen er ansprechen kann. Die ideale Arbeitseinheit für ein Schutzkonzept setzt sich aus Beratungs- und Vertrauenslehrern, Schulsozialarbeit, Personalrat, Gleichstellungsbeauftragten, interessierten Lehrkräften und nicht zuletzt aus der Schulleitung selbst zusammen. Das entwickelte Schutzkonzept lässt sich so viel breiter und nachhaltiger im Schulalltag verankern, als es eine allgemeine Schutzkonzeptvorgabe »von oben« je könnte.

Mir ist bewusst, dass die Anforderungen an Schulen insgesamt steigen: Inklusion, heterogene Schülerschaft, digitaler Wandel. Deshalb versuchen wir Schulpsychologen, Lehrerinnen und Lehrer möglichst passgenau mit dem nötigen Fachwissen zur Prävention von sexuellem Missbrauch auszurüsten. Eine gute Möglichkeit ist, das Budget für Fortbildungstage zu nutzen oder einen eintägigen Workshop mit einer externen Referentin beziehungsweise einem Referenten zu veranstalten. Damit kann man schon eine gute Grundlage legen.

Die Ausarbeitung eines Schutzkonzeptes neben dem laufenden Schulbetrieb dauert meiner Erfahrung nach circa zwei Jahre.

Sexualisierte Gewalt und sexueller Missbrauch als Thema im Unterricht

Präventionsprogramme zu sexueller Gewalt und sexuellem Missbrauch sowie eine dem Entwicklungsstand der Schülerinnen und Schüler entsprechende Sexualpädagogik sollten ihren Platz im Unterricht und im Schulleben finden. Selbstverständlich kann man das nicht von jeder Lehrkraft verlangen. Vielleicht hat eine Lehrkraft selbst traumatische Erfahrungen gemacht, oder das Thema ist ihr einfach unangenehm – so etwas spüren Kinder und Jugendliche sofort. In diesen Fällen ist es besser, mit einer Beratungsorganisation zusammenzuarbeiten.

Die Eltern sind unbedingt in derartige Projekte einzubinden. Dies gelingt zum Beispiel durch einen Elternabend, der darüber informiert, wie das Thema »Sexualisierte Gewalt« behandelt wird und dass es dafür keinen konkreten »Fall« als Anlass gibt – sonst könnte es eher beunruhigen.

Damit sexualisierte Gewalt an einer Schule ins »Hellfeld« gerückt werden kann, gibt es für viele Altersgruppen angepasste Materialien. In Materialien für die Grundschule geht es dabei eher allgemein um Körpergrenzen und Kinderrechte. In unserer Region bietet die Polizei eine Puppenbühne an, auf der schon kleine Kinder die Polizei als eine Instanz kennenlernen, die ihnen helfen kann, wenn sie sich bedroht fühlen.

Für den Alltag empfehle ich Lehrerinnen und Lehrern gerne eine ganz einfache Interaktionsübung: Man bildet Schülerpaare, ein Partner steht, während der andere Partner in kleinen Schritten näher kommt – so lange, bis der erste »Stopp« sagt. Dabei entwickeln Schülerinnen und Schüler Sensibilität für ihre eigenen Grenzen und für die von anderen. Es ist nur eine Übung, aber die Tatsache, dass jemand aufhört, wenn ich deutlich »Stopp« sage, ist eine wichtige Erfahrung für Kinder.

Eine Lehrerin erzählte mir, sie habe niemanden an ihrer Seite gehabt, während sie für ein Kind kämpfte, sie war mit ihren Sorgen sehr alleine.

Von solchen schlechten Erfahrungen habe ich früher häufig gehört, sie bezogen sich oft auf das Kollegium. Es entstand das Gefühl, den anderen lästig zu sein, von denen sich niemand die Finger »an so einer Sache« verbrennen will. Vor 30 Jahren haben die Jugendämter auch nicht immer hilfreich und kompetent reagiert. Nach meinem Eindruck hat sich in den vergangenen Jahren viel Positives im Kinderschutz entwickelt, derartig negative Erfahrungen dürften heute die Ausnahme sein. Wer keine Unterstützung findet, sollte sich an das schon genannte Hilfetelefon oder an die Fachberatungsstelle vor Ort wenden. Die wiederum kennen die entsprechenden Fachkräfte bei den Jugendämtern und Familiengerichten. Es ist immer gut, wenn man sich nicht pauschal an eine Behörde wendet, sondern durch Vernetzung schon im Vorhinein eine Ansprechperson namentlich oder bestenfalls persönlich kennt. Wenn eine Schule sich ein Schutzkonzept gibt, wird sie sinnvollerweise die Kontakte herstellen und festhalten, wer sie wie pflegt.

Wer keine Unterstützung findet, sollte sich an das schon genannte Hilfetelefon oder an die Fachberatungsstelle vor Ort wenden.

Manchmal ist es für eine Lehrkraft persönlich entlastend, mit einer Vertrauensperson aus dem privaten Umfeld zu sprechen, der besten Freundin oder dem Partner. Dabei muss der Datenschutz gewahrt werden, Namen und andere Hinweise sind tabu. Im Übrigen rate ich dazu, Supervision oder Coaching in Anspruch zu nehmen, wenn man mit einem komplexen Interventionsprozess überfordert ist. Das hilft auch zu erkennen, ob die Lehrkraft Verantwortung übernimmt, die nicht in ihre Zuständigkeit fällt.

Gehört Supervision zum Lehreralltag?

Alle Lehrerinnen und Lehrer können Supervision in Anspruch nehmen. Fast alle Lehrerfortbildungsinstitute und Schulorganisationen sowie die schulpsychologischen Dienste der Kreise und Kommunen bieten das an. Es ist für alle Berufsgruppen wertvoll und sinnreich, schwierige pädagogische Prozesse supervidieren zu lassen. Wieweit das im Schulalltag realistisch und finanzierbar ist, ist eine andere Frage.

Wie verhalten sich Lehrkräfte im Kollegium, wenn sie den Verdacht auf sexuellen Missbrauch bei einem Kind haben?

Wenn es Vermutungen über sexuellen Missbrauch gibt, sollte man immer darauf achten, dass der Kreis der Mitwissenden so klein wie möglich bleibt und die Belastungssituation für das Kind so weit wie möglich reduziert wird. Die Schulleitung muss, aber weder die ganze Schule noch die Klassenkonferenz müssen informiert werden. Selbstverständlich stehen alle unter Schweigepflicht, aber meist ist Missbrauch so erschütternd, dass irgendwann Gerüchte und Namen durchsickern. Besonders in Kleinstädten und Dörfern ist das belastend für das betroffene Kind. Im Interesse steht nicht nur der Täter oder die Täterin, alle wollen wissen, wer das Opfer war. Die Kinder wollen auf keinen Fall als Opfer identifiziert werden, sie wollen ganz normale Kinder und Jugendliche sein und auch in der Schule als solche wahrgenommen werden.

Die Kinder wollen auf keinen Fall als Opfer identifiziert werden, sie wollen ganz normale Kinder und Jugendliche sein und auch in der Schule als solche wahrgenommen werden.

Welchen Platz hat das Thema im Unterricht?

Können Sie ein paar Beispiele geben, wie das Thema »Sexueller Missbrauch« in den Unterricht eingeflochten werden kann?

Es kommt auf die Schulart an und darauf, welche Lehrkräfte das Thema bearbeiten wollen. Es ist ein gutes Thema für die Klassenlehrerin oder den Klassenlehrer, es passt hervorragend in den Philosophie- und in den Religionsunterricht, aber auch in den Deutschunterricht mit der entsprechenden Literatur. Sexueller Missbrauch ist ein Thema für die Gemeinschaftskunde, passend auch im Kontext von Sexualpädagogik im Biologieunterricht. Viele Schulen veranstalten Projektwochen oder Anti-Gewalt-Wochen. Ich kenne Musiklehrer, die Songtexte zum Thema bearbeitet haben, oder Kunsterzieherinnen, die Collagen erstellen lassen oder mithilfe der alten Meister den Missbrauch entdecken, der auf den

Bildern zu finden ist. Es hängt letztlich von der Lehrkraft, ihrer Fantasie und pädagogischen Kompetenz ab. Ich persönlich finde es in erster Linie eine Aufgabe der Klassenlehrkraft, darüber nachzudenken, in welchem Setting sie diese Inhalte behandeln kann. Optimal ist der situative Ansatz, wenn das Thema medial präsent ist oder es in der Schule Übergriffe gab, über die alle sprechen.

Es hängt auch davon ab, welchen Spielraum der Lehrplan einräumt. Es ist nach wie vor selten, dass Lehrpläne explizit das Thema »Prävention von sexuellem Missbrauch« ausweisen, aber mit Fantasie sind viele Stellen zu finden, um das Thema zu platzieren. Ich kenne keinen Lehrplan in dem es nicht untergebracht werden kann. Die Schulsozialarbeit kann hier eine wichtige Rolle spielen und Lehrkräfte gut unterstützen, aber auch eigene Initiativen starten.

Es ist nach wie vor selten, dass Lehrpläne explizit das Thema »Prävention von sexuellem Missbrauch« ausweisen, aber mit Fantasie sind viele Stellen zu finden, um das Thema zu platzieren.

Perspektive aus der Praxis

Julia Reber*, Schulsozialarbeiterin

Die Schulsozialarbeit ist ein relativ neuer Bereich, für den es keine Standardausbildung und bisher auch keine einheitlichen Rahmenbedingungen gibt. Viele in dem Beruf haben wie ich »Soziale Arbeit/Sozialpädagogik« studiert. Im Idealfall sind die Schulsozialarbeiterinnen und -arbeiter nicht bei der Schule angestellt, sondern bei einem freien Träger. So wird verhindert, dass sie von der Schule Arbeiten zugewiesen bekommen, die nicht zu ihrem Aufgabenfeld gehören. Meine Hauptaufgabe ist die Beratung von Schülerinnen und Schülern, Lehrerinnen und Lehrern sowie Eltern. Dieses Angebot ist freiwillig, kostenlos und vertraulich. Was die Schulsozialarbeit im Detail macht, hängt vom Bedarf im Schulalltag ab – das können Projekte zur Sucht- und Gewaltprävention sein oder »Teamtrainings« für Klassen.

Schulsozialarbeit und Beratungslehrer

Beratungslehrer sind Ansprechpartner für Schülerinnen und Schüler bei Problemen oder Schwierigkeiten. Das bin ich auch – mit dem wichtigen Unterschied, dass ich keine Lehrerin bin. Wenn mir Schüler in meiner Sprechstunde etwas sehr Privates oder Intimes erzählen, müssen sie keine Angst haben, dass sie mich im Unterricht wieder treffen. Meine Angebote stehen komplett außerhalb von Noten und Leistungsdruck. Ich gehe zwar oft in Klassen, aber dann besprechen wir konkrete Vorkommnisse wie Mobbing oder ich führe sie in die Funktion des Klassenrats ein. Oft reise ich bei Klassenfahrten mit, dann entwickelt sich in der Regel ein guter Kontakt zu den Schülerinnen und Schülern, wobei es sicher hilft, dass ich selbst noch sehr jung bin.

Generell kommen mehr Mädchen als Jungen in meine Sprechstunden, was möglicherweise auch daran liegt, dass ich eine Frau bin. Häufig fällt es Mädchen leichter, über eigene Probleme zu sprechen, aber auch Jungen nehmen mein Beratungsangebot an. Es wäre ideal, wenn es an jeder Schule einen Mann und eine Frau in der Schulsozialarbeit gäbe.

Im Idealfall arbeiten die Schulsozialarbeiterinnen und -arbeiter eng mit den Beratungs- oder Vertrauenslehrkräften zusammen, aber wir reden über Schülerinnen und Schüler nur mit deren Einverständnis – das ist auch eine Frage des Datenschutzes.

Wissen über sexuellen Missbrauch

Direkt nach meiner Ausbildung kam ich an eine Schule, bei der der Träger darauf bestand, dass jede neue Mitarbeiterin und jeder neue Mitarbeiter vor dem ersten Arbeitstag an einer Schulung zur Prävention von sexuellem Missbrauch teilnimmt. Das war sehr hilfreich, denn in meinem Studium »Soziale Arbeit« spielte das Thema keine Rolle.

* Name geändert

In einer zweitägigen Basisschulung haben wir gelernt, Täterstrategien innerhalb und außerhalb der Schule zu erkennen. Oft beeinflussen die Täterinnen und Täter nicht nur ihre möglichen Opfer, sondern das gesamte soziale Umfeld, damit der Missbrauch nicht auffällt. Man spricht von einer »Grooming-Phase«, in der die Täterin oder der Täter sich den Opfern nähert und dabei austestet, welche Kinder sich gegen Zudringlichkeiten wehren und welche nicht. Daneben versuchen sie sich einen besonders guten Ruf im Kollegium zu erwerben, denn wenn doch etwas rauskommt, heißt es dann: »Der doch nicht. Der ist doch immer so nett und engagiert.« Typisch ist auch, dass Täter Räume schaffen, in denen Missbrauch möglich ist, und Situationen, in denen sie mit einem Kind alleine sind. Das sind alles Muster, für die man seinen Blick erst schärfen muss.

Ich habe in der Schulung auch erfahren, an welche Stellen ich mich wenden kann, wenn ich von einem Verdacht auf sexuellen Missbrauch erfahre.

Sexueller Missbrauch aus dem Kollegium

In einem Beratungsfall kam eine Schülerin aus der 10. Klasse zu mir und erzählte, dass ein Lehrer auf einer Klassenfahrt übergriffig geworden sei. Er wollte, dass sie sich auf seinen Schoss setzt, und hat versucht, sie auf die Wange zu küssen. Das passierte abends in einer lockeren Runde, in der sich die Trennung zwischen Schülern und Lehrern ein Stück weit aufgelöst hatte. Er versuchte auch, die Mitschülerinnen und -schüler rauszuschicken, um mit ihr alleine zu sein – ein typisches Täterverhalten.

Im Erstgespräch war mir wichtig, Vertrauen zu der Schülerin aufzubauen und ihr zu signalisieren, dass ich ihr Problem ernst nehme. Das Mädchen hatte ein schlechtes Gewissen und dachte, sie hätte falsche Signale ausgesendet und damit das übergriffige Verhalten des Lehrers provoziert. Man darf Missbrauch auf keinen Fall herunterspielen nach dem Motto: »Stell dich nicht so an, es ist doch nichts passiert.«

Ich habe sie gefragt, ob ich den Lehrer oder die Schulleitung ansprechen soll. Das hätte aber bedeutet, dass die Eltern der Schülerin informiert werden – und das wollte sie zu diesem Zeitpunkt nicht. Ich musste das respektieren und konnte zunächst nichts unternehmen, denn mir war klar: Wenn ich das Mädchen unter Druck setze, zieht sie sich wahrscheinlich ganz zurück. Die Situation war ein Dilemma, weil ich wusste: Der Täter unterrichtet weiter und belästigt vielleicht noch andere Mädchen.

Die Schule, an der ich damals gearbeitet habe, hatte einen klar geregelten Ablauf für solche Fälle: In dem Moment, in dem die Schulleitung von dem Verdacht erfährt, ist sie verpflichtet, diesen innerhalb von 30 Minuten an das Schuldezernat weiterzureichen. Dieses Schutzkonzept ist hilfreich, weil ich als Mitarbeiterin die Sicherheit habe: Wenn ich einen Vorfall melde, geschieht umgehend der nächste Schritt. Aber mir war in diesem konkreten Fall klar: Wenn ich ohne die Zustimmung des Mädchens handle, wird sie den Vorfall vor dem Schuldezernat leugnen und damit ist der Fall beendet.

Weiterer Verlauf

Ich blieb mit der Schülerin weiter in Kontakt. Es dauerte mehrere Monate, bis der Knoten platzte und sie sagte: »Ich bin so weit. Ich rede jetzt mit meiner Mutter.« Die Mutter reagierte erst schockiert, war dann aber sehr verständnisvoll. Ich habe sie gebeten, den Vorfall vertrauensvoll zu behandeln und keine anderen Eltern anzurufen. Das hätte nur dem Mädchen geschadet, weil viele Schülerinnen und Schüler den Lehrer für »cool« und »entspannt« hielten.

Nachdem ich die Mutter informiert hatte, konnte ich den Fall schriftlich bei der Schulleitung anzeigen. Es fand ein Gespräch mit dem Schuldezernat, der Betroffenen und mir statt, in dem das Mädchen ihre Erfahrung schilderte. Danach ging alles sehr schnell: Der Lehrer wurde sofort aus dem Lehrbetrieb genommen und verließ – aus »privaten Gründen«, wie es offiziell hieß – die Schule. Allerdings kann er sich regulär an einer neuen Schule bewerben. Die Schülerin wollte ihn nicht anzeigen, deswegen gab es keine polizeiliche Ermittlung, folglich ist er juristisch unbescholten.

Persönliches Fazit

Am schwersten fiel mir, geduldig zu warten, bis die Schülerin bereit war, offiziell zu sprechen. In dieser Situation hat mir unsere Supervision sehr geholfen. Beruflich geschadet hat mir meine Beteiligung an diesem Missbrauchsfall nicht. Ich fühlte mich von der Schulleitung unterstützt und war froh, dass außer dem Mädchen und der Schulleitung niemand etwas von meinem Engagement wusste. Der einzige Wermutstropfen ist, dass der Täter jetzt vielleicht an einer anderen Schule weitermacht. Während der Zeit, in der ich das Mädchen begleitet habe, kam eine Freundin von ihr zu mir und hat von ähnlichen Erfahrungen mit diesem Lehrer berichtet. Sie wollte aber keine Aussage machen. Das hat mir deutlich gemacht, dass die beiden Schülerinnen sicher nicht die einzigen Betroffenen waren – schließlich hat der Lehrer mehr als zehn Jahre an der Schule unterrichtet.

Prävention von sexuellem Missbrauch in der Schule

Die betroffene Schülerin hat mir während eines Beratungstermins gesagt, dass sie gerne im Unterricht mehr über den Schutz vor sexuellem Missbrauch erfahren hätte. Für Kinder im Grundschulalter kenne ich sehr gute Angebote von Beratungsstellen, aber es ist nicht leicht, adäquate Angebote für ältere Schüler zu finden – vor allem nicht für Schulen im ländlichen Raum. Ich arbeite inzwischen in einem anderen Bundesland und war überrascht, dass der Bereich »Sexueller Missbrauch« an meiner jetzigen Schule kaum eine Rolle spielt. Einige meiner Kolleginnen und Kollegen denken, dass sie das Thema vernachlässigen können, weil unsere Schülerinnen und Schüler schon beinahe erwachsen sind. Ein Schutzkonzept, das hilft, bei einem Verdacht richtig zu reagieren, gibt es an meiner neuen Schule bisher nicht. Trotzdem versuche ich, so gut ich kann, selbst Präventionsarbeit zu leisten und beteilige mich an einem »Präventionsteam«, das sich unter anderem mit dem Schutz vor sexuellem Missbrauch beschäftigt.

Macht es Sinn, eigene Präventionsprojekte durchzuführen?

Es gibt viele Möglichkeiten, um mit Schulklassen zu sexualisierter Gewalt zu arbeiten: Theaterstücke, Workshops mit externen Fachleuten, die PETZE-Ausstellungen und vieles mehr. Sinn dieser Projekte ist, Schülerinnen und Schüler altersangemessen darüber aufzuklären, was Missbrauch ist, wer verantwortlich ist und warum es für Mädchen und Jungen so schwer ist, sich Hilfe zu holen. Im Rahmen solcher Projekte erfahren die Schülerinnen und Schüler von diesen engagierten Lehrkräften, denen das Thema am Herzen liegt, und sie registrieren sie als Vertrauenspersonen für alle Fälle. Sehr bewährt haben sich auch »Beratungsstellenrallyes«. Das geht aber leider nur in Städten, in denen es ausreichend Angebote gibt, die Schülerinnen und Schüler aufsuchen können.

Sind solche Projekte eine Art »Türöffner«?

Manchmal schon. Es ist ein besonderer Moment, wenn ein Mädchen oder ein Junge nach einem Schulprojekt zu sexueller Gewalt zu reden beginnt. Lehrkräfte, die sich aktiv für Präventionsprojekte engagieren, müssen immer mit Offenbarungen durch Betroffene rechnen – oft auch Monate nach dem Event. Es wäre aber falsch, darauf zu spekulieren. Wenn man sich um eine Schülerin oder einen Schüler Sorgen macht, ist es nicht ratsam, ein Präventionstheaterstück zu besuchen, um sie zum Reden zu bringen. Besser ist ein Gespräch mit der Frage, ob er oder sie Kummer hat. Prävention sollte kein Ersatz für Intervention sein.

Wenn man sich um eine Schülerin oder einen Schüler Sorgen macht, ist es nicht ratsam, ein Präventionstheaterstück zu besuchen, um sie zum Reden zu bringen. Besser ist ein Gespräch mit der Frage, ob er oder sie Kummer hat.

Projekte sollen so angelegt sein, dass sie die von sexuellem Missbrauch betroffenen Schülerinnen und Schüler, die in der Klasse sitzen, in ihrer Erfahrungswelt abholen. Eine Schülerin, die seit einem Jahr vom älteren Bruder sexuelle Übergriffe erleidet und noch nie darüber gesprochen hat, sollte im Präventionstheaterstück nicht den Eindruck vermittelt bekommen, es sei total einfach, sich jemandem anzuvertrauen.

Ich möchte ergänzen, dass Projekte dieser Art nur Sinn machen, wenn die Erziehungshaltung der Lehrkräfte dazu passt, also pädagogische Prävention im Alltag der Schule gelebt wird.

Was ist das Ziel von pädagogischer Prävention?

Bei der Prävention geht es als Erstes immer um Selbstwertstärkung, darum, Gefühle wahrzunehmen und Hilfe zu holen, Grenzen zu setzen und Nein zu sagen. Mir ist wichtig, dass »Nein sagen« ein Recht ist und nicht zu einer Pflicht mutiert. Wenn die Erwartungen an Mädchen und Jungen zu groß sind, fühlen sie sich schnell schuldig, sobald sie in eine Situation geraten, in der ihr Mut für ein Nein nicht reicht oder der Täter das Nein einfach negiert.

Die Themen der Prävention sind für alle Gefährdungsbereiche von Gewalt bis Drogen gültig. Zentral ist die pädagogische Grundhaltung von Schulleitung und Lehrkräften. Wenn sie gute Präventionsarbeit leisten, spielt es keine Rolle, ob das Thema an ihrer Schule Drogen- oder Alkoholsucht ist, Rechtsradikalismus, Gewaltprävention, Missbrauch oder Aids. Wenn ich mit anderen Präventionsfachkräften zusammensitze und wir analysieren, welche Angebote, welche Methoden und welche Rollenspiele wir in der direkten Arbeit mit Mädchen und Jungen machen, dann sind ungefähr 80 Prozent fast gleich und nur 20 Prozent betreffen das spezielle Thema. Das Wichtigste ist die pädagogische Grundhaltung, Kinder und Jugendliche als Rechtsträger wahrzunehmen, Kinder in ihrer Persönlichkeit zu stärken, ihre Grenzen zu achten und ihre Gefühle wahrzunehmen.

Wie kann Elternarbeit zu sexuellem Missbrauch gelingen?

Wird das Thema »Sexueller Missbrauch« bei einem Elternabend ebenso abgehandelt wir andere Tagesordnungspunkte?

Ich empfehle Klassenlehrkräften immer, sich Unterstützung zu holen, wenn sie sich im Thema nicht sicher fühlen. Wenn Präventionsprojekte an der Schule geplant sind, die fachlichen Qualitätsstandards entsprechen, muss vorher ein Elternabend abgehalten werden. Den kann die Schule klassenweise oder für die ganze Schule veranstalten. Für den kleineren Rahmen spricht, dass es mehr Zeit für Fragen gibt und sich auch Eltern zu Wort melden, die sich vor hundert anderen Eltern in der Aula nicht trauen. Erfahrungsgemäß kommen bei diesen Abenden leider nur Eltern, die es nicht nötig haben. Oder anders gesagt: Man vermisst diejenigen, von denen man denkt, sie würden von den Hinweisen zur präventiven Erziehung profitieren.

Die Eltern sollten die Inhalte, aber auch die Methoden kennenlernen, mit denen gearbeitet wird, sonst wird es für die Kinder irritierend, wenn sie in der Schule etwas anderes hören als zu Hause.

Erfreulicherweise kommen in den letzten Jahren mehr Väter, und wenn auf der Einladung »Prävention von sexueller Gewalt« steht, erscheinen zunehmend beide Eltern. Die Lehrerinnen und Lehrer müssen, wenn sie Sexualpädagogik auf dem Unterrichtsplan haben, die Eltern informieren, wann sie das Thema mit welchen Materialien anbieten. Das gilt für Präventionsarbeit gegen sexuellen Missbrauch ebenso. Die Eltern sollten die Inhalte, aber auch die Methoden kennenlernen, mit denen gearbeitet wird, sonst wird es für die Kinder irritierend, wenn sie in der Schule etwas anderes hören als zu Hause. Ich empfehle Eltern, ihren Töchtern und Söhnen zu berichten, was sie an diesem Vorbereitungsabend gehört und gelernt haben. Das ist eine gute Möglichkeit, mit den eigenen Kindern über ein heikles Thema ins Gespräch zu kommen und zu signalisieren, wie wichtig es ist, sich bei erlebten sexuellen Übergriffen Hilfe zu holen.

Perspektive aus der Praxis

Tina Müller, Mutter eines Grundschulkindes

Meine Tochter geht auf eine kleine private Schule. Wir teilen uns den Schulhof mit einer größeren staatlichen Schule. Auf diesem Hof ist vor einiger Zeit ein Exhibitionist aufgetaucht. Er hat sein Geschlechtsteil gezeigt und zwei kleinere Kinder während der Pause angesprochen, »ob sie mitmachen wollen«. Der Täter war nicht auf dem Gelände der Schule, aber der Pausenhof grenzt mit einem Zaun ans Stadtgebiet, sodass sich im Prinzip jeder dort hinstellen kann. Die Schule hat den Vorfall natürlich bei der Polizei gemeldet, aber der Täter wurde nie gefasst. Mir hat das klargemacht: Wir können die Kinder nicht vor allem schützen, aber wir können sie darauf vorbereiten.

Ich war damals Elternsprecherin und hatte beruflich schon mal mit dem Thema »Prävention von Missbrauch« zu tun. Trotzdem war ich unsicher, wie ich als Mutter mit dem Thema umgehen soll, ob ich zum Beispiel meine Tochter direkt auf den Exhibitionisten ansprechen soll oder ob ich damit eher Ängste wecke. Ich wollte ihr auch nicht das Gefühl geben, dass ihre Sexualität, die sie gerade erst entdeckt, etwas Gefährliches oder Schmutziges ist. Weil die anderen Eltern ebenfalls sehr verunsichert waren, habe ich einen Elternworkshop mit einer Präventionsexpertin organisiert.

Die Organisation

Durch einen privaten Kontakt konnten wir schon nach zwei Wochen einen Termin organisieren. Das war wichtig, weil es ja um einen aktuellen Fall ging. Wir haben das Honorar für die Expertin aus der Klassenkasse bezahlt, sodass der Workshop für die Eltern gratis war. Trotzdem war es ein eher kleiner Kreis, was ich ein bisschen enttäuschend fand, weil das Thema so wichtig ist. Wir sollten als Eltern das Handwerkszeug haben, um unsere Kinder zu schützen und ihnen beim Thema »Sexueller Missbrauch« in einer konstruktiven Weise zu begegnen. Ich verstehe nicht, dass Eltern so ein Angebot nicht annehmen. Wenn ein sexueller Übergriff passiert, wird daraus ein großes Drama und es werden schnell Schuldige gesucht. Aber die Idee, dass man seine Kinder mit den richtigen Gesprächen auch präventiv stärken kann, ist bei vielen Eltern noch nicht angekommen.

Der Elternabend

Der Abend hat drei Stunden gedauert und war sehr intensiv. Die Eltern, die teilgenommen haben, waren total begeistert, weil viele Gedanken für sie wirklich neu waren. In einem Einführungsvortrag hat die Expertin verschiedene Tatszenarien angesprochen – auch sexualisierte Gewalt in der Familie. Es ist ja ein Klischee, dass der Täter irgendein Fremder auf der Straße ist. Häufiger sind es Familienangehörige oder Menschen, die explizit eine gute Beziehung zu dem Kind aufbauen. Das müssen Eltern wissen, damit sie auch das nähere Umfeld in den Blick nehmen. Nach dem Vortrag hat die Expertin Fragen beantwortet und Anlaufstellen genannt, an die man sich bei Verdachtsfällen wenden kann.

Ich fand es gut, dass der Elternabend genau auf das Alter meiner Tochter abgestimmt war. Sie war damals acht Jahre alt, ein Alter, in dem man bestimmte Dinge schon verbalisieren kann, wenn man es richtig macht: ohne zu verharmlosen oder die Kinder zu verängstigen. Mir ist während des Abends auch klar geworden, dass es bei einem Exhibitionisten nicht um Sexualität geht, sondern um Macht und sexualisierte Gewalt.

Was mir in den Gesprächen mit meiner Tochter sehr weitergeholfen hat, war die klare Ansage, dass es zwischen Kindern und Erwachsenen schlicht keinen sexuellen Kontakt geben darf. Das kann man Kindern gut erklären: »Du hast deine Sexualität und Erwachsene haben ihre. Beides ist schön, hat aber nichts miteinander zu tun. Und deswegen ist es immer falsch, wenn ein Erwachsener etwas Sexuelles mit dir macht.« Das hat meine Tochter sofort verstanden und war auch für mich eine wichtige Erkenntnis – dass es bei sexuellem Missbrauch ein ganz klares Schwarz-Weiß gibt und keine Grauzone, wo etwas »nicht so schlimm« ist.

Außerdem hat mir der Abend klargemacht, wie wichtig es ist, dass Kinder lernen, differenziert über Gefühle zu sprechen. Das muss man als Eltern immer wieder üben. Je besser ein Kind Gefühle ausdrücken kann, desto größer ist die Chance, dass es für Verletzungen oder Missbrauchserfahrungen überhaupt Worte findet.

Reaktion der Kinder

Meine Tochter war in dem Fall mit dem Exhibitionisten nicht direkt betroffen – der Täter hat nur Jungen angesprochen. Trotzdem hat sie es natürlich mitbekommen, und plötzlich haben alle Kinder davon geredet. Und es gab das Gerücht, dass jemand den Täter auf der Straße wiedergesehen hat. Das war für mich schwer zu beurteilen: Sind die Kinder so aufgeregt, dass sie sich das einbilden, oder war es wirklich so? Ich habe in dem Workshop aber gelernt, wie wichtig es ist, den Kindern erst mal zu glauben. Nichts ist schlimmer, als wenn ein Kind sich öffnet und dann auf Misstrauen stößt. Man kann als Erwachsener nicht davon ausgehen, dass Kinder solche Vorfälle eins zu eins erzählen, aber es gibt Signale, die man deuten kann. Bei meiner Tochter war es sehr auffällig, dass sie auf einmal immer von »Penissen« und vom »Wichsen« gesprochen hat.

Reaktion von Lehrkräften und Schule

Im Nachhinein haben wir erfahren, dass der Täter auch schon an der staatlichen Schule nebenan bekannt war. Es gab dort sogar eine Rundmail an die Eltern – noch bevor unsere Kinder mit dem Exhibitionisten Kontakt hatten. Durch die fehlende

Vernetzung zwischen den Schulen haben wir aber nichts davon gewusst.

Der grundsätzliche Ansatz der Schule war, dass die Begegnung mit dem Exhibitionisten im Unterricht aktiv angesprochen wird und das Elternhaus die Kinder quasi »auffängt«, wenn es noch zusätzlichen Redebedarf gibt. Die Lehrerinnen und Lehrer haben den Schülern ganz klar gesagt: »Das, was dieser Mann tut, ist verboten.« Das fand ich gut. Weniger gut fand ich die erste Reaktion: Die Kinder sind nicht sofort zu einer Lehrkraft gegangen, nachdem sie den Exhibitionisten gesehen hatten. Als sie es dann doch erzählt haben, hieß es: »Ihr hättet sofort zu uns kommen sollen!« Die Kinder, die eigentlich die Opfer sind, hatten dadurch das Gefühl, etwas falsch gemacht zu haben.

Das hat mir gezeigt: Auch erfahrene Lehrerinnen und Lehrer brauchen immer wieder Input von jemandem, der weiß, wie man zeitgemäß mit Kindern über sexuellen Missbrauch spricht. Inzwischen haben die Lehrer an unserer Schule so einen Workshop gemacht, sie haben einfach ein bisschen Zeit gebraucht, um sich dem Thema zu nähern.

Wünsche an die Schule

Ich finde, es braucht keinen aktuellen Fall von sexualisierter Gewalt, um Missbrauch in der Schule an die Tagesordnung zu bringen. Besser wäre es, so einen Workshop alle zwei Jahre routinemäßig zu veranstalten – und zwar möglichst in einem Gesamtkonzept, in dem es abgestimmte Angebote für Kinder, Lehrkräfte und Eltern gibt.

Man muss sich keine Illusionen machen: Es gibt an jeder Schule – auch an unserer – Kinder, die Dinge erleben, die sie uns nicht sagen. Deshalb ist es wichtig, möglichst früh möglichst viele Kinder zu erreichen. Eltern und Pädagogen sollten Offenheit vermitteln und signalisieren, dass sie mit jeder Information umgehen können. Kinder versuchen oft, Erwachsene zu schützen, weil sie denken, die würden es nicht ertragen, wenn einem geliebten Menschen etwas Schlimmes passiert. Deswegen muss man eine klare und entschiedene Stärke vermitteln. Aber das muss man eben lernen.

Es gab vor Jahren eine Debatte darüber, ob ein Vater mit seiner Tochter noch nackt in die Badewanne darf, ob er sie auf seinen Schoss setzen darf. Besonders die »neuen« Väter sahen sich unter Generalverdacht.

Das ist eine Frage, die wie das Amen in der Kirche bei fast jedem Elternabend kommt: »Darf ich noch mit meiner Tochter in die Badewanne oder ist das schon Missbrauch?« Ich sage ganz klar: »Ja, Sie dürfen, solange Sie beide in die Badewanne passen und Ihre Tochter oder Ihr Sohn das wollen und Sie sich selbst im Griff haben. Nein, es ist kein Missbrauch.« Mein Mantra lautet: »Missbrauch passiert nicht aus Versehen, Sie wüssten sehr gut, wenn Sie Ihr Kind missbrauchen.« Es geht dabei um Intimität und Schamgefühle und um die Frage von Nähe und Distanz. Bei fast jedem Kind setzt irgendwann das Bedürfnis ein, sich abzugrenzen, sich nicht mehr nackt zu zeigen. Und wenn Eltern, Mütter wie Väter, ein gutes Gespür dafür haben, werden sie wissen, wann sie an der Badezimmertüre anklopfen, wann das gemeinsame Baden oder Saunen vorbei ist. Man kann sein Kind auch einfach fragen, was es möchte.

Mein Mantra lautet: »Missbrauch passiert nicht aus Versehen, Sie wüssten sehr gut, wenn Sie Ihr Kind missbrauchen.«

Das Thema ist kulturell sehr unterschiedlich konnotiert. Es kann in einer Familie bereits sexueller Missbrauch sein, wenn ein Vater nackt in das Zimmer der Mädchen kommt – nicht strafrelevant, aber ein Tabubruch und Übergriff, der ein absoluter Schock und ein traumatisches Erlebnis für eine Tochter sein kann. Auch Dinge, die nicht strafrelevant sind, können schädigend sein.

In manchen Großstädten sind die Schülerinnen und Schüler zu 80 bis 90 Prozent nichtdeutscher Herkunft. Ein großer Teil kommt aus muslimischen Familien und ist mehr oder weniger religiös. Im Islam hat Sexualität besonders für Mädchen eine andere Bedeutung. Brauchen muslimische Familien eine andere Ansprache?

Ich gehe von der Grundannahme aus: Eltern wollen das Beste für ihre Kinder, unabhängig von ethnischer Herkunft und Religionszugehörigkeit. An Schulen in Schleswig-Holstein mit einem hohen Migrantenanteil organisieren meistens die Schulsozialpsychologen gemeinsam mit den Klassenlehrern die Elternabende. Sie sorgen für einen etwas langsameren

Verlauf. An der einen oder anderen Stelle werden je Sprachgruppen kleine Murmelgruppen gebildet, in denen sich die Eltern mit den Dolmetschern über Unverständliches austauschen. Wir haben die Erfahrung gemacht, dass Eltern mit Migrationshintergrund dankbar sind, wenn das komplexe Thema »Sexueller Missbrauch« aufgegriffen wird. Wir haben viele unserer Materialien, die wir an den Elternabenden mitbringen, in die entsprechenden Sprachen übersetzen lassen. Wir informieren die Eltern darüber, was wir ihren Kindern näherbringen, sie sollen wissen, was wir mit den Kindern besprechen. Bei den Elternabenden betonen wir immer: Eltern, die ihre Kinder gut und zärtlich versorgen, sie als Personen ernst nehmen, ihre Rechte wahren, ihre Stärken fördern und ihnen in jeder Lebenslage Halt geben, sorgen für die beste Prävention.

Ich gehe von der Grundannahme aus: Eltern wollen das Beste für ihre Kinder, unabhängig von ethnischer Herkunft und Religionszugehörigkeit.

Zu uns nach Deutschland kommen viele Menschen, die aus den verschiedensten Gründen ihre Heimat verlassen haben. Auch sie bringen andere Vorstellungen von Sexualität mit. Was bedeutet das im Schulalltag?

Wir wissen aus den großen Studien der Weltgesundheitsorganisation: Je undemokratischer ein Land ist, je bedeutungsloser Kinder- und Frauenrechte und je traditioneller und patriarchaler religiöse Strukturen sind, desto häufiger ist sexueller Missbrauch von Kindern. Je enger eine Gesellschaft, je intransparenter sie verfasst ist, desto wahrscheinlicher ist die Tolerierung von sexuellem Missbrauch. Der Anteil an sexuell missbrauchten Kindern in der Gesamtbevölkerung ist in diesen Gesellschaften höher als bei uns.

Wir haben beispielsweise viel mit sogenannten Russlanddeutschen zu tun, bei ihnen ist das Problem akut, ebenso wie in der türkischen Community. Der Umgang mit sexuellem Missbrauch ist bei manchen von ihnen so ähnlich, wie er vor 35 Jahren in den Tiefen des Bayerischen Waldes in den katholischen Dörfern war. Grundsätzlich sind alle Religions- und anderen Gemeinschaften für das Thema unzugänglich, wenn sie abgeschottet nach eigenen Moralvorstellungen leben. So haben wir große Probleme mit den Zeugen Jehovas, diversen Sekten und anderen »closed shops«.

Bei geflüchteten Frauen und Kindern ist der Anteil derjenigen, die sexuelle Gewalt erlitten haben, sehr hoch. Es ist eine Herausforderung für Lehrkräfte, Kinder und Jugendliche, die als unbegleitete Flüchtlinge nach Deutschland kamen, in die Klassen zu integrieren. Im Laufe ihrer Flucht haben fast alle Jungen und Mädchen massive Erfahrungen mit Gewalt, auch sexualisierter Gewalt gemacht. Viele sind traumatisiert. In einigen Bundesländern gibt es gute Angebote, aber es sind nicht genug. Der Unabhängige Beauftrage für Fragen des sexuellen Kindesmissbrauchs hat mit einzelnen Religionsgemeinschaften die Vereinbarung geschlossen, sich um das Thema zu kümmern.

Die Menschen, die jetzt zu uns kommen, bringen ihre Kultur und ihre Religion mit. Tradierte Normen und Rollen sind für Geflüchtete oft Halt und Bezugspunkt zur Heimat. Es wird Jahre dauern, bis sie sich auf unsere Standards einlassen. Ich mache es mir manchmal einfach und sage: »Wenn Menschen hier sind, müssen sie sich an deutsche Gesetze halten.« Oder anders: »Kinderschutz ist kulturell nicht verhandelbar.« Man darf aber auch nicht vergessen, wie lange es bei uns nach 1945 gedauert hat, bis sich Gleichberechtigung und Kinderschutz entwickelt und in der Bevölkerung Zustimmung erhalten haben.

Kinderschutz ist kulturell nicht verhandelbar.

Perspektive aus der Praxis

Yilmaz Atmaca, Theaterpädagoge und Familientherapeut

Ich arbeite bei »Heroes, ein Projekt gegen Unterdrückung im Namen der Ehre«. Bei uns müssen junge Männer nicht kämpfen, sich nicht aufplustern, sie dürfen ihre Emotionen und Schmerzen spüren und zeigen. Der Kampf, in dem sie erfolgreich sein sollen, ist der für Gleichberechtigung.

Sexueller Missbrauch ist in der Gruppe besprochen worden, aber wir hatten keinen Fall. Unser Trägerverein »Strohhalm e.V., Fachstelle für Prävention von sexuellem Missbrauch von Mädchen und Jungen« konzentriert sich thematisch genau darauf. Aber wir haben viel mit den traditionellen, hierarchischen und patriarchalen Strukturen zu tun, mit Familien, in denen Männer die Macht und die Kontrolle haben. Männer definieren die Geschlechterrollen und verteilen die Aufgaben. Wir reden hier ausschließlich von Familien, die sich hermetisch abschließen und ein harmonisches Außenbild pflegen. Wenn es in einem derartigen Familienverband zu sexuellem Missbrauch kommt, hat es das betroffene Kind oder der Jugendliche besonders schwer, sich zu offenbaren. Es ist unerhört, Fremden Einblick in die Familie zu geben.

Viele religiöse Eltern suchen traditionsgemäß den Imam auf, der ihnen Weisungen für das Leben gibt. Sie fragen ihn auch, ob Aufklärung und Sexualkundeunterricht mit ihrer Religion vereinbar sind. Und die Antwort, die sie hören, hängt davon ab, ob der Imam nur religiös denkt oder für weltliche Erklärungen offen ist. Wenn der Imam nur im Rahmen der Religion antwortet, wird er sagen: An diesem Unterricht dürfen die Kinder nicht teilnehmen, denn das ist gegen unsere Werte und unsere Religion.

Ich bin in der Türkei aufgewachsen und habe mein Leben lang beobachtet, wie die Menschen den Koran jeweils nach ihren Wünschen interpretieren. Wer sich sexuell für Kinder interessiert, sagt: »Der Prophet hat selbst ein siebenjähriges Mädchen geheiratet, deshalb dürfen wir Kinder heiraten« – das ist oft zu hören. Es gibt andere, die diese Haltung ablehnen und sagen: »Das war früher so, das hat sich verändert, wir sind Muslime, aber wir sind gegen diese Kinderheiraten.« Die Interpretation ist von Mensch zu Mensch unterschiedlich, auch die Imame äußern sich sehr unterschiedlich.

Das »Diyanet İşleri Başkanlığı« (deutsch: Präsidium für Religionsangelegenheiten) in der Türkei ist eine Behörde mit 100 000 Mitarbeiterinnen und Mitarbeitern. Auf ihrer Website werden Fragen aus der Bevölkerung und die Antworten des »Diyanet« veröffentlicht. Neulich fragte ein Familienvater, ob es eine Sünde sei, dass er sexuell von seiner halbwüchsigen Tochter erregt wird. Die Antwort lautete: »Nein, das ist eine ganz natürliche Reaktion.«

Wenn in den Schulen der Kinder Sexualaufklärung oder die Vorbereitung zur Prävention auf dem Programm des Elternabends steht, dann haben nicht nur türkische und arabische Familien Vorbehalte, sondern alle, bei denen Religion und Tradition eine große Rolle spielen. Ich habe das Gefühl, diese Vorbehalte sind in den letzten Jahren sogar größer geworden. Diese konservativen Familien behaupten, sie lebten hier in einer Gesellschaft, in der sie nicht wahrgenommen und akzeptiert werden, in der es sogar gefährlich sei, offen ihre Werte zu leben. Folglich schließen sie sich aus und wollen an Elternabenden, an denen über Sexualität gesprochen wird, nicht teilnehmen. Das sind nur die sehr konservativen Familien, die Mehrheit der Eltern akzeptiert diesen Teil des Schulunterrichts.

Es gibt viele engagierte Lehrerinnen und Lehrer in Deutschland, aber auch viele Lehrkräfte, die nicht wissen, wie sie diese Probleme behandeln sollen, die irritiert sind, wenn ein Schüler sagt: »Das ist meine Religion, das muss ich machen« oder »Ich darf das nicht machen«. Sie nehmen das hin und lassen die Schüler in gewisser Weise vom Haken. Das ist häufig Unsicherheit, sie wollen freundlich und politisch korrekt sein. Wir müssen deshalb etwas am Studium von Lehrern ändern. Sie müssen darauf vorbereitet sein, dass sie neben den Schülern auch mit Eltern zu tun haben, die sich den normalen Anforderungen verweigern, die auch nicht zu erreichen sind, weil sie, anders als die vielen interessierten muslimischen Eltern, weder zum Elternabend noch zum Sprechtag kommen.

An etlichen Schulen müssen die Kinder nicht am Sexualkundeunterricht teilnehmen, bei ihnen wird die Weigerung der Eltern im Namen der Interkulturalität oder Harmonie hingenommen, obwohl es sich um Pflichtunterricht handelt. Es gibt Schulen, in denen sich die Schulleitung das letzte Wort vorbehält und darauf besteht, dass Sexualaufklärung und Prävention zum Unterricht gehören. Meine Haltung ist eindeutig: Sexualkunde gehört zum Schulunterricht und zur Aufklärung, traditionelle religiöse Gründe dürfen nicht dazu führen, dass Kinder diesen Unterricht versäumen. Es geht bei Sexualkunde um Kindeswohl, es geht somit um Menschenrechte. Für mich stehen Menschenrechte über religiösen Auslegungen und Definitionen, besonders wenn es ums Kindeswohl geht.

Ich habe neulich ein Gespräch mit einer Schülerin über die Übergriffigkeit von Jungen und jungen Männern geführt, die keine Grenze kennen, die kein »Nein« akzeptieren. Wenn Mädchen sich nicht so verhalten, wie sie es wollen, werden sie beleidigt und gemobbt, solche Fälle höre ich oft. Und hier kommt die Schule ins Spiel. Die Schule ist ja quasi der Arbeitsplatz der Kinder und Jugendlichen, das bedeutet, die wichtigste Sozialisation beginnt in der Schule und findet dort statt. Deshalb muss die Schule die Eltern besonders von jungen Männern einbeziehen – egal ob sie das wollen oder nicht. Es sind gezielte Projekte aus der Schule heraus notwendig, um diese Eltern zu erreichen. Viele Eltern wollen ja, dass ihre Kinder gut in der Schule sind und Benehmen lernen. Das ist zumindest meine Erfahrung gewesen, als ich noch als Familienhelfer gearbeitet habe. Aber sie wissen nicht wie, denn sie selbst haben keine derartige Erziehung genossen. Wir reden von einer Kulturveränderung innerhalb der Familie und innerhalb der Schule. Dazu gehört, dass ein »Nein« sofort akzeptiert werden muss.

Vor einiger Zeit habe ich eine Familie getroffen und zwei Stunden mit ihr diskutiert. Sie kam nur zur Schule, weil ihre Tochter berichtet hat, da sei ein Dolmetscher. Falsche Information, aber zum Glück sind sie gekommen, sodass ich sie sprechen konnte. Sie konnten kaum Deutsch, langsam sind wir ins Gespräch gekommen. Mit der Zeit haben sie sich interessiert, sie haben sich geöffnet, sie haben zugehört, und am Ende des Gesprächs sagten sie: »Natürlich sind wir bereit, wenn es um unsere Tochter geht, natürlich wollen wir zusammenarbeiten, und wir wollen wissen, welche Möglichkeiten der Teilnahme wir haben.« Im Gespräch habe ich gemerkt, wie schwer es für sie ist, bestimmte Werte infrage zu stellen, an gewissen Gesprächen teilzunehmen. Aber das ist die Aufgabe der Schule, der Schulsozialarbeiterin, darauf müssen wir uns vorbereiten.

Wie hilft ein Schutzkonzept in der Schule?

Ist ein Fall von sexuellem Missbrauch an einer Schule durch Schulpersonal ein Anlass für ein Schutzkonzept? Kann ein Kollegium darauf bestehen, eines an seiner Schule zu etablieren?

»Jein«. In Kindertagesstätten und Jugendhilfeeinrichtungen ist es Pflicht, dass es sogenannte Schutz- oder Präventionskonzepte gibt, im Bereich der Schulen ist es bislang leider nur eine Empfehlung der Kultusministerkonferenz. Seit vielen Jahren gibt diese Empfehlung als dreiseitiges, klug formuliertes Papier eine nützliche Orientierung. Jede Schule, die sich auf den Weg machen will, kann und darf das. Es ist in den Bundesländern sehr unterschiedlich, wieweit die Schulen dabei gefördert und unterstützt werden, denn es ist immer auch eine Frage von Ressourcen, von Geld und Personal, die bereitgestellt werden müssen. Es ist ein längerer Prozess und es ist ein Top-down-Prozess. Das bedeutet, wenn ein Kollegium ein Schutzkonzept will, aber die Schulleitung nicht mitzieht, gibt es ein Problem. Das Kollegium kann versuchen, die Schulleitung mit ins Boot zu holen, eine gute Leitungsebene wird bereit sein, ein Schutzkonzept gemeinsam mit einem aktiven Kollegium umzusetzen.

Schwierig ist es, wenn in einem größeren Kollegium nur ein oder zwei Lehrkräfte an einer Veränderung interessiert sind, egal in welchem Bereich. Von daher ist es gut, wenn die jeweiligen Ministerien die entsprechenden Vorgaben machen, zumindest klare Empfehlungen aussprechen und auskömmliche Ressourcen bereitstellen.

Ich würde davon abraten, auf einen Anlass wie einen sexuellen Gewaltvorfall, in den schulische Beschäftigte involviert sind, zu warten. Bei schulischen Schutzkonzepten geht es um viel mehr, als Missbrauch in der Schule zu verhindern. Es geht um die Kompetenzen, die ein Kollegium benötigt, um gute Prävention und Intervention gegen Missbrauch zu leisten, unabhängig ob er in der Schule, in der Familie oder im Sportverein vorkommt.

Perspektive aus der Praxis

Daniel von Bahder, Geschäftsführer der Freien Alternativschule e.V. in Dresden

Die Schule ist eine reine Elterninitiative. Nach dem Ende der DDR wollten Eltern für ihre Kinder ein eigenes Schulkonzept realisieren. Wir waren damals eine von vielen Initiativen, die an den Start gegangen sind, aber wir sind eine der wenigen, die ihn hinbekommen haben. Heute sind wir die einzige genehmigte Einheitsschule in Sachsen. Das Land Sachsen zahlt knapp 90 Prozent des Schulgelds, die Eltern müssen 10 Prozent zuzahlen, damit finanzieren wir das »pädagogische Plus« gegenüber den öffentlichen Schulen. Die freie Alternativschule Dresden ist eine allgemeinbildende Schule für 200 Kinder von der 1. bis zur 10. Klasse.

Die Eltern sind fester Bestandteil des Schulalltags, sie haben sogar eigene Unterrichtsformate – das nennt sich Elternunterricht. Das heißt, sie bringen ihre Themen mit und kommen für eine bis anderthalb Stunden in die Schule. Sie arbeiten mit den Kindern, natürlich wird viel Filzen, Backen, Nähen angeboten, aber auch Hundezüchten und die Bienengruppe.

Sexuelle Übergriffe, sexueller Missbrauch

Hier an der Schule gab es schon kleinere Übergriffe, aber wir hatten bisher keinen Vorfall, bei dem es Missbrauch war. Beispielsweise versuchte ein Schüler wiederholt, Schülerinnen und Schüler an intimen Bereichen zu berühren. Trotz Widerspruch wollte er nicht aufhören – eine Situation, die man nicht so einfach meistern kann. Die Kollegen haben viel miteinander gesprochen: »Was mache ich jetzt, muss das offiziell werden, können wir das im Haus klären?«

Wir haben eine sehr kooperative Haltung zu den Schülerinnen und Schülern, die immer wieder Fragen von körperlicher Distanz und Nähe aufwirft. Darf sich beispielsweise ein Kind auf den Schoß setzen oder nicht oder nie? Das ist in der sozialen Arbeit regelmäßig ein Brennpunktthema.

Die Eltern müssen ebenfalls akzeptieren, dass die Schule kein Privatraum ist. Im heißen Sommer, wenn wir für Abkühlung sorgen, springen die Kinder draußen auf dem Hof herum. Dann geht es nicht, wenn Eltern sagen: »Weg mit den Klamotten!« Wir sagen »Nein«, denn wir sind im öffentlichen Raum. Diese Diskussion findet immer wieder statt.

Anfänglich ist es ein großes Spannungsfeld gewesen, von Mitarbeiterinnen und Mitarbeitern wie von Eltern, die gesagt haben: »Oh, über Sex in der Schule sprechen, das geht überhaupt nicht. Es ist ein klassisches Biologiethema, Sexualität soll dort und sonst nirgends verhandelt werden. Sex ist die Privatsache jedes Einzelnen.« Wir haben aber klar den Standpunkt vertreten, es darf keine Prüderie geben, damit die Kinder gelernt haben darüber zu sprechen und sich ausdrücken können, wenn sie in Not sind. Alles, was schön ist, darf besprochen werden, aber Probleme müssen auch auf den Tisch. Das war für uns ein Annäherungsprozess an das weite Feld von Sexualität in der Schule. Die Kolleginnen und Kollegen waren sich einig, dass sie das Thema eingegrenzt behandeln und nicht aussparen wollen. Sexualität kommt in den Fächern Biologie und Soziales häufig und intensiv vor. Aber Sexualität wird auch situativ besprochen, wenn es sich aus dem Miteinander in der Schule ergibt.

Wir diskutieren und trainieren mit den Kindern, wie sie Einspruch erheben können. Meist geht es um Übergriffe von Schülerinnen und Schülern untereinander. Beispielsweise war da ein Kind mit Einschränkungen, das nicht sofort alles verstehen konnte. Als es in die Pubertät kam, mussten wir uns der Frage stellen, wie wir dem Kind beibringen, mit seiner Sexualität nicht die Grenzen anderer zu verletzen. Es hat immer wieder versucht, im Tagesverlauf seine Sexualität auszuleben, was natürlich nicht ging. Letztlich wurde es nach längeren Verhandlungen mit den Eltern in eine andere, betreuungsintensivere Einrichtung umgeschult. Das brachte uns unter anderem zu dieser Grundsatzdiskussion über ein Schutzkonzept.

Aktuell sprechen die Schüler viel darüber, dass ihre ersten sexuellen Erfahrungen meist aus dem Internet stammen und mit der Realität wenig zu tun haben. Die Kinder und Jugendlichen haben viele Unsicherheiten. Wir müssen wenigstens ein Angebot machen, denn aus unserer Sicht können die Elternhäuser nicht alles leisten. Das Wichtigste ist, keine Angst vor dem Thema zu haben, nicht komisch zu gucken und die eigene Sexualität damit in Verbindung zu bringen. Sexualität bedeutet ja nicht, dass man die Nacht im Bett zusammen verbringt, es meint auch das erotische Erleben. Sexualität ist eines jeden Recht, sie kann aber nicht in der Schule stattfinden, sie gehört in die Freizeit, darüber haben wir uns verständigt.

Das Thema ist innerhalb der Lehrerschaft eines, bei dem wir noch Luft nach oben haben. Die eigene Biografiearbeit um dieses Thema herum haben wir noch nicht verwirklichen können.

Das Schutzkonzept

Wir bekommen von der Kommune einen Großteil der Finanzen für den Betrieb des Horts. Die Kommune gab uns auf, unsere Debatten aufzuschreiben, es reicht nicht, wenn unser Schulkonzept ein paar Stichworte enthält. Wir brauchen ein schriftliches Schutzkonzept. Das gilt für alle Träger.

Es gibt auch einen formalen Prozess, denn wir haben uns Unterstützung bei der AWO, der Arbeiterwohlfahrt, geholt. Deren Fachstelle »Shukura« entwickelt professionell sogenannte »Schutzkonzepte zur Prävention (sexualisierter) Gewalt an Mädchen und Jungen«. An unserer Schule arbeiteten »Shukura«, unser Träger, Mitarbeiterinnen und Mitarbeiter gemeinsam an dem Konzept. Es dauerte zwei Jahre, wir publizieren es jetzt und machen es für alle zugänglich.

Das Konzept ist ein Schriftstück, das man sich im Büro holen kann. Für neue Eltern ist es ein Teil des Vertrags. Es gibt auch noch ein Begleitverfahren, das nennt sich dann »Beschwerdeverfahren«, in dem Kinder lernen, Einspruch zu erheben, schon lange bevor man von Missbrauch sprechen kann. So machen wir sie stark darin, an den Stellen, wo sie sich nicht gut fühlen, zu sagen: »Das will ich nicht!« Sie lernen Respekt untereinander, aber auch von den Erwachsenen einzufordern. Damit haben wir gute Erfahrungen. Es ist ein Übungsfeld: Sie sollen lernen, mutig zu sein und sich auszuprobieren, sie sollen erfahren, wie es ist, wenn man etwas laut ausspricht. Dann können die Kinder hinterher sagen: »Ich habe was gesagt, und man hat mir zugehört.« Wir haben verschiedene Formen, um bei Problemen sofort miteinander reden zu können, beispielsweise den Gruppenkreis oder wenn es ein weiterreichendes Thema ist, dann gleich in der ganzen Jahrgangsstufe. Wir nehmen das Kommunizieren über derartig wichtige Themen untereinander sehr ernst und räumen dem auch viel Zeit ein. Meiner Kenntnis nach nehmen wir uns mehr Zeit, als das an öffentlichen Schulen möglich ist.

Wir sind in verschiedenen Gremien präsent, wie dem Bundesverband Feier Alternativschulen und dem Paritätischen Wohlfahrtsverband, in denen wir über solche Themen sprechen. Andere haben auf diesem Feld Sorgen, und wir berichten über unsere positiven Erfahrungen. Aus diesen Fachgruppen heraus trägt sich unser Ansatz weiter, dort bieten wir auch – Beratung wäre zu viel gesagt – Berichte an.

Wir als Freie Schule haben keinen Schuldirektor oder Geschäftsführer im klassischen Sinne. Ich trage den Titel nur auf meiner Visitenkarte, weil es manchmal notwendig ist. Für mich als Geschäftsführer gibt es jedoch eine Art Wächterfunktion, indem ich sage, dass es Gesetze gibt, die wir beachten müssen. Hier arbeiten wir in Teams, in denen werden die Dinge besprochen, manchmal auch angestoßen oder zu Ende gebracht. Für das Schutzkonzept gibt es ein eigenes Team, welches das Thema fortwährend bearbeitet, die Zwischenarbeitsstände vorstellt oder dafür sorgt, dass alle sich mit dem Thema befassen müssen.

Ich bin stolz, weil wir so engagiert und intensiv daran gearbeitet haben. Das ist ein großes »Wir-Paket«, ich habe es nicht angestoßen, ich bin nur Mitarbeiter bei diesem Konzept. Angestoßen hat es eine kleine Gruppe von Pädagoginnen im Haus, die gesagt haben, wir wollen das zusammengefasst und aufgeschrieben den Nächsten weitergeben, bevor es wieder verschwindet.

Was sind die Eckpunkte für ein schulisches Schutzkonzept?

Der erste Schritt ist eine Ressourcenanalyse: Was gibt es schon an unserer Schule? Die Schulleitung und das Kollegium werden feststellen, dass sie bereits etliche Bausteine haben und meist nur einzelne Elemente zur Ergänzung erforderlich sind. Beispielsweise haben manche Schulen schon Projekte wie »Lions-Quest«, ein vom Lions Club finanziertes Projekt, bei dem Schülerinnen und Schüler für mehr Lebenskompetenz und Selbstwertstärkung trainiert werden.

Schulen haben die Voraussetzung, kompetente Institutionen für Kinderschutz zu sein. Dazu gehört, dass die Schulleitung bei der Personalauswahl achtsam ist, bei Neueinstellungen das erweiterte Führungszeugnis vorliegt und die »Neuen« im Kollegium erfahren, welche Rolle dem Kinderschutz an dieser Schule zukommt.

Häufig gibt es bereits Absprachen mit den Jugendämtern, wie im Falle von Kindeswohlgefährdung zu handeln ist. Viele Schulen haben Beratungslehrkräfte, manchmal auch ein Beschwerdemanagement, oder sie veranstalten Präventionswochen gegen Gewalt und Mobbing. Es gibt verschiedene Bausteine, die man in einem Schutzkonzept subsummieren kann.

Nach der Ressourcenanalyse kommt die Risikoanalyse, um sich aus der Perspektive der Schülerinnen und Schüler vorzustellen, wie und wo sie im Falle eines sexuellen Missbrauchs an der Schule Hilfe finden können. Um die Hilfsangebote sichtbar zu machen, bieten sich Plakate an, die aufgehängt werden, oder die Schule führt einen jährlichen Präventionstag für alle ein und schreibt die regelmäßige Thematisierung in die Lehrpläne. Schulen haben die Voraussetzung, kompetente Institutionen für Kinderschutz zu sein. Dazu gehört, dass die Schulleitung bei der Personalauswahl achtsam ist, bei Neueinstellungen das erweiterte Führungszeugnis vorliegt und die »Neuen« im Kollegium erfahren, welche Rolle dem Kinderschutz an dieser Schule zukommt. Außerdem kann über das Instrument »Verhaltenskodex« eine gewisse Sicherheit im Umgang mit heiklen Situationen gewonnen werden. Zu empfehlen sind auch Selbstverpflichtungserklärungen, so wie sie die katholische Kirche für ihre Schulen verbindlich eingeführt hat. Die ermöglichen es im Ernstfall, beschuldigte Lehrkräfte bis zur Klärung des Sachverhalts freizustellen.

Es gibt also nicht das einmal für gut befundene Präventionskonzept, das an alle Schulen weitergereicht wird, sondern es muss jeweils maßgeschneidert sein?

Ein Standardschutzkonzept, das alle Schulen per »copy and paste« herunterladen können, gibt es nicht. Die Rahmenbedingungen an den Schulen sind zu unterschiedlich. Ich halte auch den eigenen Gestaltungsspielraum der Schulen für positiv, sie können ihre individuellen Wege und Methoden entwickeln. Bei der Implementierung von Schutzkonzepten ist der partizipative Weg aller das Ziel nach dem Motto »Der Weg ist das Ziel«. Die gemeinsame Arbeit an den Inhalten ist unersetzlich.

Zu Beginn des Prozesses gibt es viele Fragen. Die Antworten erarbeiten Schulleitung, Kollegium und im Idealfall Schüler- und Elternschaft gemeinsam. Beispielsweise werden die Kinder und Jugendlichen beim Baustein »Partizipation und Beschwerdemanagement« nach ihrer Meinung gefragt. Diese Erkenntnisse sind hochinteressant. Wenn man die Kinder etwa fragt: »Wo fühlt ihr euch unsicher? Das betrifft den Schulweg, das Schulgebäude oder das Schulumfeld. Wo sind Orte, an denen Dinge passieren, die nicht in Ordnung sind?« Kinder und Jugendliche können im Plan der Schule einzeichnen, an welcher Ecke hinter dem Fahrradschuppen immer wieder Übergriffe verübt werden, wo also die »doofen Ecken« sind, an denen oft was los ist, aber die Lehrkräfte keinen direkten Einblick haben oder lieber erst gar nicht hinsehen, wenn sie Aufsicht machen. Diese Analysen aus der Perspektive der Schülerschaft bieten wichtige Erkenntnisse.

Sollte mindestens eine Lehrkraft dieses Schutzkonzept zu seiner Herzensangelegenheit machen?

Es ist immer gut, wenn es einzelne Lehrkräfte gibt, die das Heft in die Hand nehmen und das Thema voranbringen. Das ist häufig nötig, aber ein dauerhafter Erfolg stellt sich nur ein, wenn das Konzept mit und für die ganze Schule implementiert wird und das eindeutige »Ja« der Schulleitung gegeben ist. Nur dann wird es dauerhaft funktionieren. Eine Lehrkraft, die anbietet, für alle Fälle von Kindeswohlgefährdung und somit für alle Kinder und ihre

Eine Lehrkraft, die anbietet, für alle Fälle von Kindeswohlgefährdung und somit für alle Kinder und ihre Probleme zuständig zu sein, wird sich überfordern und schnell »verbrennen«.

Probleme zuständig zu sein, wird sich überfordern und schnell »verbrennen«. Auch wenn die Lehrkraft hartnäckig und engagiert ist, funktioniert es besser mit mindestens zwei Personen. Also Zweierteams bilden! In gemischten Kollegien sollten es mindestens ein Mann und eine Frau sein, sonst bleiben die Probleme an den Frauen hängen. Die Implementierung eines Schutzkonzepts ist ein andauernder Prozess, sie muss alle drei bis vier Jahre überprüft und neuen Bedingungen angepasst werden.

Wie kann man »sperrige« Schulleitungen dazu motivieren, sich für ein Schutzkonzept zu engagieren?

In der letzten Zeit engagieren sich viele Privatschulen, vor allem die in katholischer und protestantischer Trägerschaft, auch einzelne Waldorfschulen steigen in diese Diskussionen ein. Schulleiter und Schulleiterinnen sollten wissen, dass ein funktionierendes Schutzkonzept ein Qualitätsmerkmal für ihre Schule ist und sie sich damit als Kompetenzort gegen sexuellen Missbrauch profilieren. Mit der Initiative »Schule gegen sexuelle Gewalt«* hat der Unabhängige Beauftragte der Bundesregierung gegen Kindesmissbrauch ein deutliches Zeichen an alle Schulen in Deutschland gesandt. Es gibt für jede Schule, in deren Bundesland die Initiative startet, Einstiegsmaterialien, die viele Fragen zur Konzeptentwicklung beantworten. Ich würde am liebsten ein Label vergeben analog zu »Schule ohne Rassismus«, etwa »Schutzort Schule«. Das ist ein langwieriger Prozess, weil Schulen große und hierarchische Organisationen sind. Ihr Spielraum ist durch die Länderhoheit eingeschränkt, somit ist es kompliziert, neue Themen zu implementieren.

Schulleiter und Schulleiterinnen sollten wissen, dass ein funktionierendes Schutzkonzept ein Qualitätsmerkmal für ihre Schule ist und sie sich damit als Kompetenzort gegen sexuellen Missbrauch profilieren.

* Näheres zu dieser Initiative finden Sie im Serviceteil auf Seite 144.

Perspektive aus der Praxis

Dr. Christian Böhm, Behörde für Schule und Berufsbildung, Hamburg

Schutzkonzepte in Hamburg implementieren

Ich bin Leiter der Beratungsstelle für Gewaltprävention in Hamburg, bei uns arbeiten 20 Fachkräfte. Ich sehe diese Einrichtung als Dienstleister für Schulen mit einer ganzen Palette an Angeboten wie Fortbildung, Prävention, Fachveröffentlichungen. Seit 1992 befasse ich mich mit dem Thema »Gewaltprävention und Kinderschutz«. Außerdem bin ich seit 2012 als Berichterstatter für den Bereich »Gewalt in der Schule« für die Kultusministerkonferenz (KMK) tätig. Diese Aufgabe wurde nach den ersten Amokläufen an deutschen Schulen etabliert. Das Thema »Sexuelle Gewalt in der Schule« wuchs im Laufe der Jahre in diese Thematik innerhalb der KMK hinein.

Über die Wahrnehmung von Zahlen

Die Dunkelfeldforschung zeigt, dass die Jugendgewalt in den vergangenen zehn Jahren gesunken ist. Wenn man sich die Polizeiliche Kriminalstatistik im Zehn-Jahres-Verlauf ansieht, erhält man dafür schon einen ersten Beleg, obwohl sie nur die angezeigten Fälle enthält und damit das sogenannte Hellfeld abbildet. Mit der Dunkelfeldforschung, die durch Opferbefragungen Einblick in die erlebte Kriminalität gibt, wird deutlich, dass die Furcht in der Bevölkerung vor Jugendkriminalität überhöht wahrgenommen wird. Die Behauptung »Alles wird immer schlimmer« ist in diesem Bereich unzutreffend. Beim Thema »Sexueller Missbrauch« ist es allerdings genau umgekehrt, denn viele Menschen wollen nicht wahrhaben, wie hoch die Zahlen tatsächlich sind. Sexueller Missbrauch wird tabuisiert und unterschätzt.

Die Zusammenarbeit mit Eltern

Eltern spielen, wenn es einen Vorfall gegeben hat, unterschiedliche Rollen. Da sind die betroffenen Eltern, deren Kind zum Opfer wurde. Das sind manchmal auch Eltern, die selbst sexuell missbraucht wurden oder sogar missbrauchen. Wir haben möglicherweise die Eltern des Tatverdächtigen, wenn es um Peer-Gewalt geht, wenn eine Schülerin oder ein Schüler einem oder einer anderen sexuelle Gewalt antut. Hinzu kommen die anderen Eltern, die den Vorfall mitbekommen haben und ihre Ängste formulieren. Im Rahmen der Schutzkonzeptdebatte sind Eltern Partner. Wir versuchen, mit den Elternvertretern (der schulischen Gremien) in gutem Kontakt zu stehen, um mit ihnen und den Kolleginnen und Kollegen zusammenzuarbeiten.

Das Schutzkonzept in Hamburg

In Hamburg initiierten wir mit dem »Unabhängigen Beauftragten für Fragen des sexuellen Kindesmissbrauchs« (UBSKM) eine Auftaktveranstaltung zur Initiative »Schule gegen sexuelle Gewalt«. Parallel dazu erhielten wir den behördlichen Auftrag, einen »Kinderschutzordner« zu erstellen, in dem alle Kinderschutzfragen in Bezug auf das System Schule dargestellt sind. Sexueller Missbrauch ist ein Baustein darin. In dem Ordner wird gezeigt, wie man ein Schutzkonzept für seine Schule erstellen kann, Praxisbeispiele illustrieren den Prozess. Diese Ordner sind an alle Hamburger Schulen gegangen, mit der mit der Bitte, dass sich die Schulen mit Kinderschutzkonzepten auseinandersetzen sollen.

Seit Sommer 2016 besuche ich Schulleiterkonferenzen und kündige diese Überlegungen zu Kinderschutzkonzepten an Schulen an. Ich hatte mit mehr Widerstand gerechnet, habe aber nur die Rückmeldung bekommen: »Ja, das ist gut, das ist richtig. Ja, Kinderschutz ist etwas, worum wir uns im System Schule kümmern wollen.« Kritische Resonanz höre ich, wenn es um Arbeitszeit und Ressourcen geht.

Schutzkonzepte im Prozess

Bei Veränderungsprozessen arbeiten immer verschiedene Motoren. Das können engagierte Kolleginnen und Kollegen sein oder auch eine Leitungskraft, die Verantwortung übernimmt, es kann aber auch jemand sein, der den offiziellen Auftrag dafür erhält. Dann ist die Umsetzung in der Schule anfänglich vielleicht nicht beliebt, aber es entwickelt sich. Ein Motor kann auch sein, wenn rundherum Unterstützung bereitgestellt wird und die Schulleitung gesagt bekommt: »Ihr habt so viele Hilfestellungen, nutzt sie doch, das erleichtert die Arbeit.«

Wir haben in Hamburg in diesem Zusammenhang zwei Aspekte thematisiert: Ganztagsbetreuung und Inklusion. Beides geht nicht ohne Kinderschutz. Es sind Querschnittsaufgaben der Großbaustelle Schule. Eine Ganztagsschule mit Honorarkräften und Ehrenamtlichen zu organisieren, ohne darüber nachzudenken, wie die Kinder in dem System betreut und geschützt werden, berücksichtigt nicht alle relevanten Aspekte. Und genauso ist es mit der Inklusion, denn wir wissen, dass Kinder mit Handicap häufiger von sexuellem Missbrauch betroffen sind. Da sollte sich die Schulleitung Gedanken machen: Wie betreue und begleite ich diese Kinder, wie offen bin ich für ihre Probleme, die sie vielleicht auch im familiären Bereich haben?

Vernetzung

Wir müssen uns im Netzwerk bewegen. Wir sind gut aufgestellt mit Lehrerfortbildungsinstituten, bei denen bestimmte Angebote abgeholt werden können, auch die Begleitung im Sinne von Schulentwicklungsprozessen. Wir verständigen uns mit anderen Institutionen wie Jugendämtern oder Kinderschutzzentren, wenn wir Kindeswohlgefährdungen von außerhalb der Schule vermuten, die wir aber in der Schule wahrnehmen. Natürlich kontaktieren wir die spezialisierten Fachberatungsstellen, dort werden bestimmte

Inhalte und Teilaspekte nachgefragt. Wir sind im guten Austausch mit den Fachberatungsstellen in Hamburg. Wenn einzelne Schulen sich an die Fachberatungsstellen wenden, sehen wir, was man gemeinsam anbieten kann. Es ist nicht immer der große Wurf, manchmal sind es nur einzelne Termine, kurze Inputs, Vorträge, Lehrerkonferenzen und Elternveranstaltungen. Wenn man endliche Ressourcen hat, dann muss man über Multiplikatoren nachdenken. In jede einzelne Schule zu gehen, ist nicht realistisch, aber wenn man in regionalen Konferenzen auftritt, in Workshops, die im Verbund mehrerer Schulen stattfinden, dann erreicht man mehr Fachkräfte.

Es ist wichtig, dem System Schule zu überlassen, wie es diesen Entwicklungsprozess gestaltet. Es muss eine standortspezifische Entwicklung sein. Jede Schule gibt sich einen eigenen Rhythmus, sie muss festlegen: Wie lange wollen wir uns mit welchen Themen beschäftigen? Schulen entwickeln sich in einer gewissen Eigenständigkeit. Den Schulbehörden und ihren Unterstützungssystemen (Lehrerfortbildung, Schulaufsicht, Schulpsychologie, spezialisierte Beratungseinheiten) sollte man zugestehen, dass sie die Prozesse am besten begleiten und beraten können.

Meine Sorge ist immer, dass sich Externe und Fachberatungsstellen aufschwingen und sagen: Wir können diesen Prozess am besten unterstützen. Doch die Fachberatungsstellen haben wenig Ahnung, wie Schulen ticken. Sie mögen fachlich die Versierten für das Thema Missbrauch sein, aber für den Schulentwicklungsprozess sind es andere. Man braucht eine gute Kombination, was die Prozessschritte und die fachlichen Inputs von außen betrifft. Wichtig sind ein gutes Miteinander und die Anerkennung, wer in welchem Bereich die Kompetenzen hat.

Die Schulen werden merken, dass ein Schutzkonzept nie fertig ist. Es wird weitergehen, es kommen neue Kinder, es kommen neue Kolleginnen und Kollegen. Das heißt: Wenn eine Schule begonnen hat, sich mit diesen Fragestellungen zu beschäftigen, dann ist das im Alltag von Schule verankert und findet fortwährend statt. Deshalb bin ich über jede Schule froh, die einen Anfang macht. Wir werden wie im Schneeballsystem sehr viele Schulen erreichen, aber es wird dauern. Wir müssen uns da eher in Dekaden bewegen als in Legislaturperioden.

Das Thema Schutzkonzepte in der Kultusministerkonferenz (KMK)

Der Schulausschuss der KMK hat zugestimmt, dass die Initiative des UBSKM unterstützt werden soll. Die Frage ist daher nicht ***ob***, sondern ***wie*** wir Schutzkonzepte in allen Schulen umsetzen. In einem Stadtstaat wie Hamburg mit 400 Schulen ist es einfacher zu organisieren als in einem Flächenland mit 6000 Schulen. Wir müssen die Unterschiede ernst nehmen. Bayern, Nordrhein-Westfalen, Hessen oder Baden-Württemberg haben eine Menge in Bewegung gesetzt. Dort ist es eher angemessen, auf Multiplikatoren zu setzen. In einem Landkreis sollten sich die verschiedenen Institutionen zusammenschließen und ihre Expertise abstimmen, bevor man an die Schulen herantritt. Wenn es keine zentrale Ansprechperson gibt, ist dieses Vorgehen wesentlich effektiver. Wenn Schulen anfangen, sich mit Schutzkonzepten zu befassen, und keine kompetente Ansprechperson finden, sind sie schnell frustriert, fühlen sich alleine gelassen und tragen ihren Frust in andere Schulen. Schutzkonzepte in Schulen umzusetzen ist eine hochsensible Angelegenheit, deshalb müssen die Länder Unterstützung und Vorleistungen erbringen. Im gemeinsamen Miteinander können so auch in Schulen die erforderlichen Maßnahmen ergriffen und Schutzkonzepte entwickelt werden. Es wird aber länger dauern, wenn man das Ziel hat, alle Schulen zu erreichen.

SERVICE

Fachberatung und weitere Informationen

Fachberatung und andere Unterstützungsangebote

Fachberatungsstellen

Schulen sollten unabhängig von konkreten Vorfällen Kontakt zu einer Fachberatungsstelle gegen sexualisierte Gewalt aufnehmen und pflegen. Wenn ein Fall von sexualisierter Gewalt auftritt, ist dann bereits klar, wer die Schule dabei unterstützt, entsprechend verantwortungsvoll mit dem Fall umzugehen. Dies ist eine enorme Erleichterung für Lehrkräfte. Darüber hinaus sind Fachberatungsstellen oder schulberatende Dienste die richtigen Ansprechpartner, wenn es um die Entwicklung von Schutzkonzepten, die Umsetzung von Präventionsprojekten mit Schulklassen oder die Durchführung von thematischen Elternabenden beziehungsweise von Studientagen geht.

Hilfetelefon »Sexueller Missbrauch«

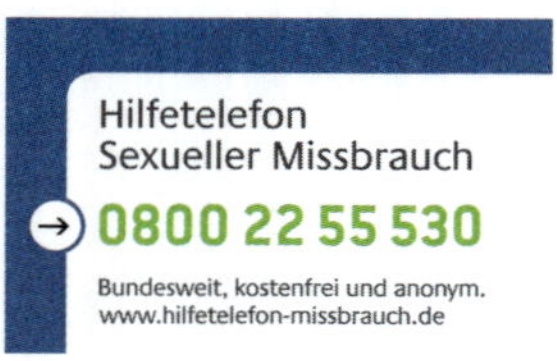

Lehrkräfte und andere schulische Beschäftigte, Betroffene und Angehörige können sich kostenfrei und anonym an das Hilfetelefon des Unabhängigen Beauftragten für Fragen des sexuellen Kindesmissbrauchs wenden und beraten lassen. Das Hilfetelefon wird in fachlicher Verantwortung von N.I.N.A. e.V. betrieben.

Sie können dort montags, mittwochs und freitags von 9 bis 14 Uhr sowie dienstags und donnerstags von 15 bis 20 Uhr unter der Telefonnummer 0800 22 55 530 anrufen. Darüber hinaus sind auch Anfragen per E-Mail möglich (beratung@hilfetelefon-missbrauch.de). Sie werden zeitnah beantwortet.

Die Fachkräfte des Hilfetelefons unterstützen auch Anrufende, die eine Fachberatungsstelle suchen.

Hilfeportal »Sexueller Missbrauch«

Wer eine geeignete Fachberatungsstelle in der Region sucht, findet sie auch über die bundesweite Datenbank des Hilfeportals: www.hilfeportal-missbrauch.de.

Beratung für Jugendliche: save me online.de

Für Jugendliche gibt es das anonyme Beratungsangebot beratung@save-me-online.de zu allen Phänomenen sexueller Gewalt im analogen wie digitalen Raum.

Kinderschutzportal »Schulische Prävention«

Das Kinderschutzportal schulische-praevention.de sensibilisiert pädagogische Fachkräfte für die Thematik »Sexualisierte Gewalt« und ermutigt dazu, Gefährdungen wahrzunehmen und Prävention aktiv anzugehen. Das Projekt versteht sich dabei vor allem als Kontakt- und Informationsstelle zur Qualifizierung. Ein Schwerpunkt des Angebots liegt in der Professionalisierung von pädagogischen Fachkräften zur Durchführung von Präventionsprojekten mit Kindern und Jugendlichen.

Die Initiative »Schule gegen sexuelle Gewalt«

Die Initiative »Schule gegen sexuelle Gewalt« des Unabhängigen Beauftragten für Fragen des sexuellen Kindesmissbrauchs mit den Kultusbehörden der Länder verfolgt das Ziel, dass die mehr als 30 000 Schulen in Deutschland Konzepte zum Schutz vor sexueller Gewalt entwickeln. Damit können Schulen einerseits zu Orten werden, an denen betroffene Schülerinnen und Schüler Hilfe finden, und gleichzeitig dafür sorgen, dass Missbrauch in der Schule selbst keinen Raum hat. Konzepte zum Schutz vor sexueller Gewalt nehmen Schulleitungen, Lehrkräften und allen anderen schulischen Beschäftigten die Unsicherheit. Sie sind ein Qualitätsmerkmal für gelebten Kinderschutz.

Ein Schutzkonzept gibt unter anderem Antwort auf Fragen wie:

- Was sollte jede Pädagogin und jeder Pädagoge über sexuellen Missbrauch wissen?
- Welche Gegebenheiten können Täter und Täterinnen ausnutzen?
- An wen wende ich mich im Falle eines Verdachts?
- Wie sieht ein Umgang mit Mädchen und Jungen aus, der ihre Grenzen achtet?

»Schule gegen sexuelle Gewalt« im Überblick

Die Initiative »Schule gegen sexuelle Gewalt« unterstützt Schulen dabei, passgenaue Schutzkonzepte zu entwickeln. Sie bietet Schulleitungen, Lehrerinnen und Lehrern sowie pädagogischem Fachpersonal Materialien, die gemeinsam mit den Kultusbehörden der Länder und Fachleuten aus Wissenschaft und Praxis erarbeitet wurden:

- Infomappe »Schule gegen sexuelle Gewalt« – mit Einführungsflyer, Broschüre zu den Bestandteilen und der Entwicklung von Schutzkonzepten, diversen Plakaten sowie Materialien zur Elterninformation
- Fachportal www.schule-gegen-sexuelle-gewalt.de – praxisnaher Leitfaden und Nachschlagewerk für die Entwicklung von Schutzkonzepten und ihren Bestandteilen mit bundeslandspezifischen Informationen
- Die Initiative ist im September 2016 gestartet. Alle Bundesländer versenden zum jeweiligen Landesstart die Infomappen an die Schulen und ergänzen das Fachportal um die landesspezifischen Informationen

Unabhängiger Beauftragter
für Fragen des sexuellen
Kindesmissbrauchs

WAS MUSS GESCHEHEN, DAMIT NICHTS GESCHIEHT?

Überblick über die Bestandteile eines Schutzkonzepts

I LEITBILD

Schutz von Schülerinnen und Schülern vor sexueller Gewalt sollte im Leitbild der Schule oder im Schulprogramm verankert werden.

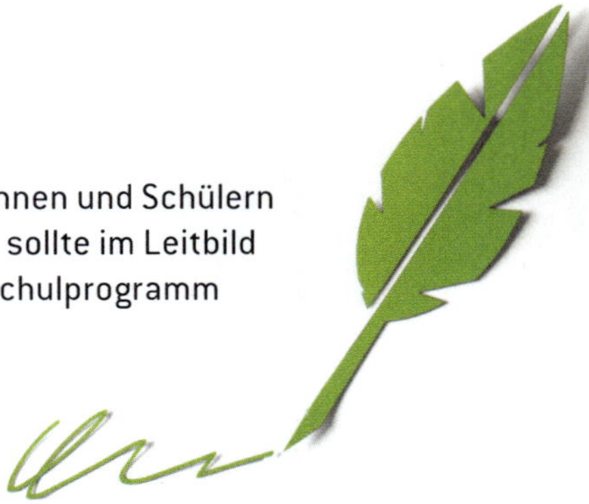

II INTERVENTIONSPLAN

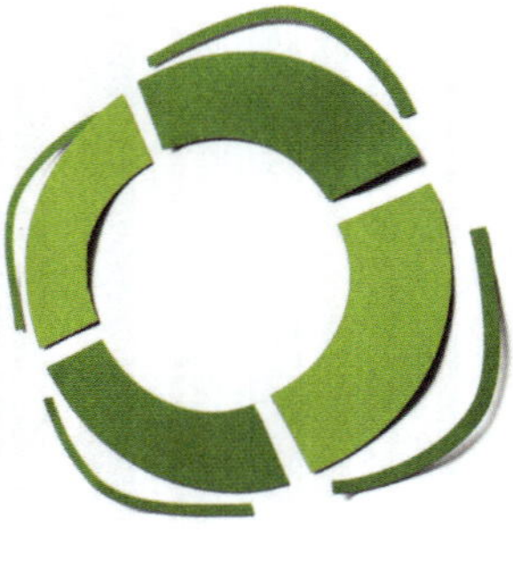

Ein Plan für das Vorgehen in einem Verdachtsfall von sexueller Gewalt bietet allen schulischen Beschäftigten die erforderliche Orientierung und Sicherheit. Er enthält auch ein Rehabilitationsverfahren für den Fall eines unbegründeten Verdachts.

III KOOPERATION

Die Unterstützung durch externe Fachleute, z.B. qualifizierte schulberatende Dienste oder Fachberatungsstellen, ist im Verdachtsfall und bei der Entwicklung eines Schutzkonzepts unentbehrlich.

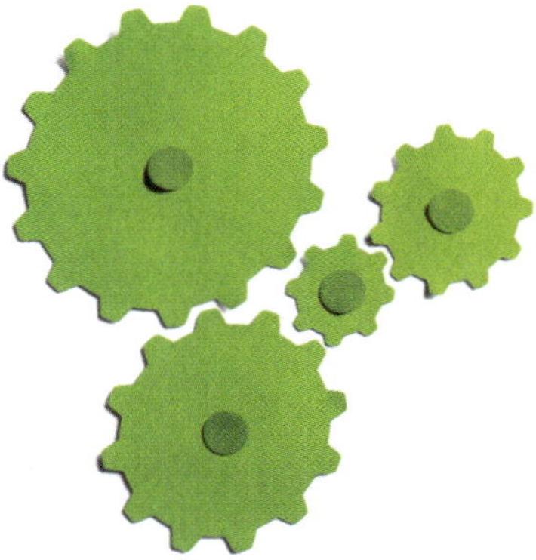

IV PERSONAL-VERANTWORTUNG

Prävention und Intervention bei sexueller Gewalt sind „Chefsache“. Die Leitung kann ihre Personalverantwortung schon bei Einstellungen entsprechend nutzen. Im Schulalltag sind eine klare Positionierung und deutliche Entscheidungen für den Kinderschutz gefragt.

V FORTBILDUNGEN

Basiswissen über sexuelle Gewalt an Kindern und Jugendlichen ist für alle schulischen Beschäftigten unerlässlich. Fortbildungen tragen zur Sensibilisierung bei und sind der richtige Ort, um Verunsicherungen und Fragen anzusprechen.

VI VERHALTENSKODEX

Wie wird mit Situationen umgegangen, die von Tätern und Täterinnen ausgenutzt werden könnten? Verbindliche Vereinbarungen im Kollegium helfen allen: Sie schützen Schülerinnen und Schüler und können Beschäftigte vor falschem Verdacht bewahren.

VII PARTIZIPATION

Schulische Mitbestimmung stärkt Kinder und Jugendliche. Eine beteiligungsorientierte Schule erleichtert Schülerinnen und Schülern den Zugang zu Kinderrechten und ermutigt sie, sich bei Problemen Hilfe und Unterstützung zu holen.

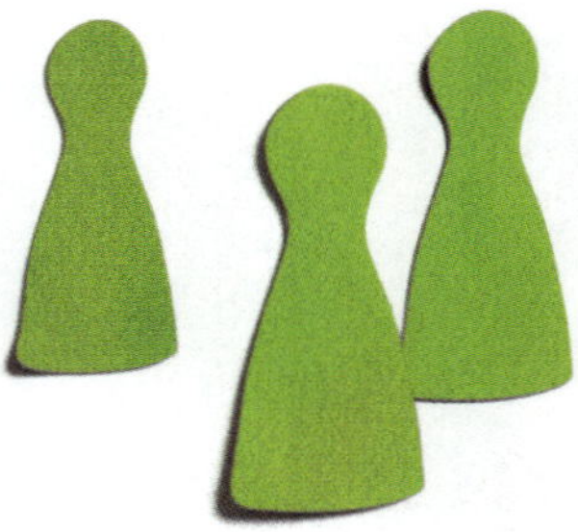

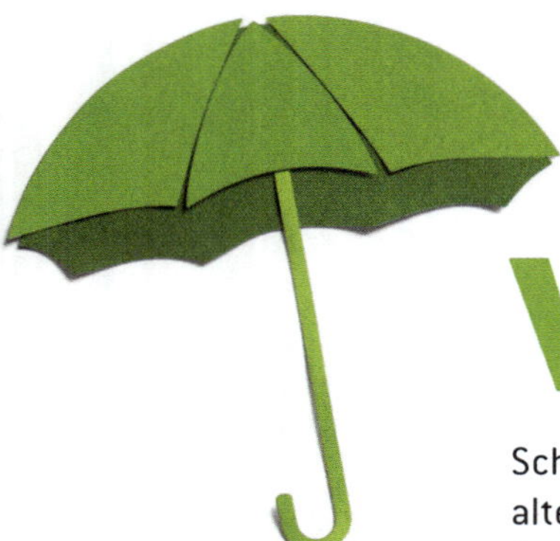

VIII PRÄVENTIONSANGEBOTE

Schule ist der Ort, an dem alle Mädchen und Jungen altersangemessene Informationen über sexuelle Gewalt bekommen sollten. Neben konkreten Präventionsprojekten kommt es auf die präventive Erziehungshaltung im Schulalltag an.

IX ANSPRECHSTELLEN UND BESCHWERDESTRUKTUREN

Vertrauenslehrkräfte, Angebote der Schulsozialarbeit und andere Ansprechstellen sind ein wichtiges Signal an Schülerinnen und Schüler in Notlagen. Funktionierende Beschwerdestrukturen sorgen dafür, dass problematische Vorgänge frühzeitig bekannt werden und entsprechend gehandelt werden kann.

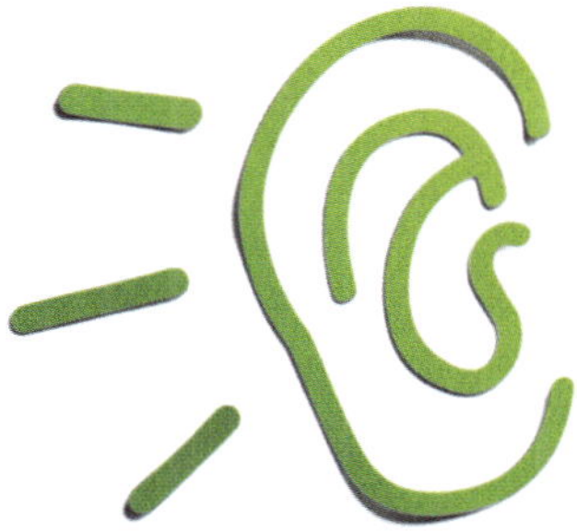

WAS IST EIN SCHUTZKONZEPT?

Um Schülerinnen und Schüler vor sexueller Gewalt zu schützen, muss man wissen, wie. Welche Strategien setzen Täter und Täterinnen ein, um sexuelle Gewalt zu planen und zu verüben? Wie kann man das Risiko reduzieren, dass jemand in der eigenen Schule seine Missbrauchs absichten umsetzt? Was ist zu tun, wenn ich einen Verdacht habe, an wen wende ich mich? Wie kann Schule zu einem Ort werden, wo Kinder und Jugendliche Ansprechpersonen und Unterstützung fi nden, auch wenn sie andernorts zum Opfer sexueller Gewalt wurden? Ein schulisches Schutzkonzept dient der Beantwortung all dieser und weiterer Fragen. Mit einem Schutzkonzept geben Sie Missbrauch keinen Raum in Ihrer Schule.

WIE ENTSTEHT EIN SCHUTZKONZEPT?

Die (Weiter-)Entwicklung eines Schutzkonzepts ist ein längerer Prozess der Organisationsentwicklung, den jede Schule für sich selbst durchlaufen muss. Die Verantwortung dafür liegt bei der Schulleitung, die sich durch eine Projektgruppe unterstützen lässt und so das Kollegium einbindet. Auch Schülerinnen und Schüler sowie ihre Eltern sollten an der Entwicklung einzelner Bestandteile beteiligt werden. Schulen sollten sich durch Fachberatungsstellen oder schulberatende Dienste begleiten lassen, die ihre Kompetenz sowie ihren Blick von außen einbringen können.
Am Anfang sollte immer eine Risiko- und Potenzialanalyse stehen: So kann man die verletzlichen Stellen der Schule identifizieren und Gegenmaßnahmen entwickeln, aber auch feststellen, welche präventiven Strukturen bereits vorhanden sind, auf denen man aufbauen kann.

KEIN RAUM FÜR MISSBRAUCH

WWW.SCHULE-GEGEN-SEXUELLE-GEWALT.DE

Literaturempfehlungen

Deegener, G. (2014): Kindesmissbrauch – erkennen, helfen, vorbeugen. 6. Aufl. Weinheim: Beltz.

Ein Grundlagenbuch für alle, die beruflich oder privat mit Kindern zu tun haben und sie vor sexueller Gewalt schützen wollen. In 24 Kapiteln beantwortet Günther Deegener ausgehend von den häufigsten Fragen alle relevanten Aspekte des Missbrauchs und vermittelt grundlegendes Handlungswissen. Mit vielfältigen Fallbeispielen und Zitaten verdeutlicht er die Situation betroffener Mädchen und Jungen.

Bundeszentrale für gesundheitliche Aufklärung (BZgA), Bundesministerium für Familie, Senioren, Frauen und Jugend (BMFSFJ) (Hrsg.) (2016): »Respekt! Schulen als ideale Orte der Prävention von sexualisierter Gewalt«. Eine Handreichung für die Schule im Rahmen von »Trau dich!«, der Bundesweiten Initiative zur Prävention des sexuellen Kindesmissbrauchs. Köln (www.multiplikatoren.trau-dich.de).

Die Handreichung für Lehrkräfte und alle im schulischen Bereich pädagogisch Tätigen enthält 13 Beiträge bekannter Expertinnen und Experten aus Wissenschaft und Praxis. Verständlich und praxisnah greifen sie das auf, was für die Schule relevant ist: das Ausmaß sexualisierter Gewalt, die Folgen für die Kinder, die Strategien der Täter beziehungsweise Täterinnen, die erforderlichen Handlungsschritte, wenn sich ein Kind oder eine Jugendliche anvertraut, und die Bedeutung eines offenen, respektvollen und grenzachtenden Umgangs.

Arbeitsgemeinschaft Kinder- und Jugendschutz NRW (Hrsg.) (2014): Gegen sexuellen Missbrauch an Mädchen und Jungen. Köln, Essen: Drei-W-Verlag (www.ajs.nrw.de).

Übersichtlich und prägnant behandelt dieser Elternratgeber die wesentlichen Fragestellungen zu sexuellem Missbrauch. Darüber hinaus gibt es differenzierte Hintergrundinformationen und praktische Tipps. Vor allem die alltagsnahen und umsetzbaren Hinweise zu einer vorbeugenden Erziehung helfen Eltern und Fachkräften, das Thema angstfrei anzugehen.

Arbeitsgemeinschaft Kinder- und Jugendschutz NRW (Hrsg.) (2017): Trainings für Kinder und Jugendliche gegen Grenzverletzungen und sexuelle Übergriffe – Qualitätsstandards (www.ajs.nrw.de).

Selbstbehauptungskurse zum Schutz von Kindern vor sexuellem Missbrauch sind von sehr unterschiedlicher Qualität: Die Bandbreite reicht von sehr empfehlenswerten Angeboten bis hin zu Kursen, die nicht verantwortbar sind. Die vorliegende Broschüre ist eine Bewertungshilfe für alle, die sich mit dieser Art von Trainings beschäftigen.

Unabhängiger Beauftragter für Fragen des sexuellen Kindesmissbrauchs: Präventive Erziehung (https://beauftragter-missbrauch.de/praevention/praeventive-erziehung).

Auf dieser Website des Unabhängigen Beauftragten steht die Bedeutung einer präventiven Erziehungshaltung im Zentrum. Dabei geht es vor allem um den Alltag von Familien und Einrichtungen wie zum Beispiel Schulen. Darüber hinaus informiert die Seite, worauf es ankommt, wenn man mit Kindern und Jugendlichen über sexuellen Missbrauch sprechen will.

Anhang 1

Handlungsempfehlungen der Kultusministerkonferenz zur Vorbeugung und Aufarbeitung von sexuellen Missbrauchsfällen und Gewalthandlungen in Schulen und schulnahen Einrichtungen Empfehlungen der Kultusministerkonferenz vom 20.4.2010, i. d. F. vom 8.3.2012)

Vorwort

1. Aus ihrer Verantwortung für Bildung und Erziehung in den Ländern hat sich die Kultusministerkonferenz einvernehmlich auf folgende Maßnahmen zur Vorbeugung und Aufarbeitung von sexuellen Missbrauchsfällen und Gewalthandlungen in Schulen und schulnahen Einrichtungen verständigt. Die Kultusministerkonferenz nimmt dabei ihre grundgesetzlich vorgegebene staatliche Aufsicht über das gesamte öffentliche und private Schulwesen wahr.
2. Sexuelle Übergriffe, sexueller Missbrauch und Gewaltanwendungen in schulischen oder schulnahen Einrichtungen stehen derzeit im Zentrum öffentlicher Wahrnehmung. Die Kultusministerkonferenz spricht sich für eine größtmögliche Sensibilität gegenüber dem Problem der sexuellen Übergriffe und des gewalttätigen Handelns in Schulen und schulnahen Einrichtungen und für ein engagiertes Handeln für die Opfer und gegen die Täter aus.
3. Die Kultusministerkonferenz setzt sich für die rückhaltlose Aufklärung von Fällen sexuellen Missbrauchs und Gewaltanwendung gegen Kinder und Jugendliche in Schulen und schulnahen Einrichtungen ein, um das Vertrauen in die Schule als geschütztem und sicherem Ort zu gewährleisten.
4. Sie ist sich der Bereitschaft aller Verantwortungsträger zur Zusammenarbeit sicher und erwartet, dass alle, die mit der Bildung und

Erziehung von Kindern und Jugendlichen betraut sind, zur gemeinsamen Lösung der anstehenden Probleme beitragen. Abgestimmtes, zielgerichtetes Handeln soll dabei auch pauschalen Urteilen oder Verdächtigungen entgegenwirken.

5. Die Handlungsempfehlungen der Kultusministerkonferenz stellen ein gemeinsames Handeln aller Beteiligten sicher.

Schülerinnen und Schüler als Opfer: Erkennen und Wege zur Hilfe

6. Immer wieder werden Kinder und Jugendliche Opfer sexuellen Missbrauchs. Auch in Schulen oder schulnahen Einrichtungen kommt es leider zu sexualisierter Gewalt. Es ist von zentraler Bedeutung, dass Kinder und Jugendliche vor derartigen Taten geschützt werden und Opfer frühzeitig von schulischem und außerschulischem Personal erkannt werden und ihnen Hilfe zuteilwird.
7. Die Opfer sexualisierter Gewalt sind oft stark traumatisiert und empfinden große Scham. Sie haben Verlustängste, fühlen sich (mit-)schuldig und (mit-)verantwortlich für das ihnen zugefügte Unrecht. Deshalb offenbaren sie sich oft spät, teilweise erst im Erwachsenenalter gegenüber Dritten. Hilfsangebote können daher erst spät, manchmal zu spät, erfolgen.
8. In der Schule können Lehrkräfte und andere Erwachsene frühzeitig Veränderungen im allgemeinen Verhalten und im Lernverhalten der Kinder und Jugendlichen feststellen und Hilfe anbahnen. Dazu bedarf es gezielter Aufmerksamkeit und größter Sensibilität. Es bedarf auch der Ermutigung von Kolleginnen und Kollegen, Eltern, sonstigen Erwachsenen und Mitschülerinnen und Mitschülern, genau hinzuschauen und jedem Verdacht nachzugehen. Falsch verstandene Kollegialität und Unsicherheit über das eigene Urteil gegenüber möglichen Tätern dürfen nicht dazu führen, dass Kinder und Jugendliche zu Opfern werden. Jeder Missbrauchsfall muss aufgedeckt und aufgeklärt werden.
9. Opfer brauchen Ansprechpartner, an die sie sich vertrauensvoll wenden können und die sie ernst nehmen. Hierzu bedarf es auch Personen, die mit der nötigen Distanz zu schulischen und schulnahen Einrichtungen handeln können.

10. Opfer von sexuellem Missbrauch und Gewalthandlungen brauchen kompetente Hilfe. Hierfür steht umfassend ausgebildetes medizinisches, psychotherapeutisches oder psychiatrisches Personal in ambulanten oder klinischen Praxen zur Verfügung. Den Schulen kommt die Aufgabe zu, mögliche Opfer auf diese spezialisierten Einrichtungen aufmerksam zu machen und sie zu ermutigen, Hilfe in Anspruch zu nehmen. In der Regel können weder Vertrauenslehrkräfte noch psychologisch oder für die Beratung im schulischen Kontext ausgebildete Personen eigenständig therapeutisch tätig werden.

Schule als Ort des Lernens und der Achtung: Vorsorgliches Handeln und Prävention

11. Gegenseitiges Vertrauen, Wertschätzung und Zuwendung sind zentrale Bedingungen für eine gelingende Bildung und Erziehung in der Familie ebenso wie in der Schule, in schulnahen Einrichtungen und Veranstaltungen. Toleranz, Transparenz, Offenheit und angemessene Konflikt- und (Selbst-)Kritikbereitschaft sind wichtige Konstituenten des Zusammenlebens und Zusammenlernens. Bei der Arbeit mit Kindern und Jugendlichen ist der professionelle Umgang mit Nähe und Distanz von wesentlicher Bedeutung. Nur so sind Grenzüberschreitungen, falsche Autoritätseinforderungen und Übergriffe erkenn- und benennbar, kann ihnen entgegengetreten oder können sie sanktioniert werden.
    Jedwede sexuelle Grenzüberschreitung einer Lehrerin oder eines Lehrers gegenüber einer Schülerin oder einem Schüler verletzt Dienst- und Arbeitspflichten. Sie beeinträchtigt in ganz erheblichem Maße das Ansehen, die Achtung und das Vertrauen, die der Berufsstand und jede einzelne Lehrkraft besitzen müssen. Derartige Grenzüberschreitungen sind als fundamentales Versagen im Kernbereich der dienstlichen und arbeitsrechtlichen Pflichten zu werten. Eine möglicherweise fehlende Strafbarkeit schließt selbst die Entfernung aus dem Beamten- bzw. Angestelltenverhältnis als schärfste Sanktion des Disziplinarrechts bzw. des Arbeitsrechtes nicht aus.
12. Eine Kultur des Hinsehens und des Hinhörens muss Teil des Lebens und Lernens in der Schule sein. Sie braucht aber auch immer wieder

die Bestätigung und die Versicherung im Unterricht, im Schulleben und im Kontakt mit den am Schulleben Beteiligten. Dafür müssen qualifiziertes pädagogisches Personal, angemessene Räume und Zeiten eingeplant und gesichert werden.

13. Regelmäßige offene Reflexion und Diskussion von Schulkultur, von Selbst- und Fremdwahrnehmung können wichtige Bestandteile von Prävention gegenüber Missbrauch und (sexueller) Gewalt sein. Sie sind Teil der Qualitätssicherung und sollten von allen Beteiligten eingefordert und durchgeführt werden.
14. Bewusste Identifikationen mit den Zielen und Menschen einer Schule sind unterstützenswerte gemeinschaftliche Ziele. Falsche Traditionen hingegen können den Nährboden für Missbrauch, Ausbeutung und Gewaltanwendung bilden. Es gilt daher, Überkommenes kritisch zu überprüfen, eventuell neu zu gewichten und dies öffentlich zu kommunizieren.
15. Familien- und Sexualerziehung ist in allen Ländern regelmäßiges Unterrichtsangebot. Fragen der sexuellen Selbstbestimmung, des sexuellen Missbrauchs und auch der (sexualisierten) häuslichen Gewalt sind dabei Bestandteile der allgemeinen oder schulinternen Lehrpläne. So wie Fragen der Sexualerziehung alters- und entwicklungsabhängig mehrfach aufgegriffen werden, sind auch Fragen des Missbrauchs und der Misshandlung mehrfach im Laufe des Bildungs- und Erziehungsprozesses zu behandeln. Der Themenkomplex kann in verschiedenen unterrichtlichen Zusammenhängen aufgegriffen und diskutiert werden. Soweit die schulischen Curricula nicht genügend konkrete Anknüpfungspunkte anbieten, werden die Länder entsprechende Initiativen ergreifen. Vorhandene Erfahrungen und unterstützende Materialien müssen verbreitet und zugänglich gemacht werden.
16. Die Kooperation mit außerschulischen Partnern ist besonders angezeigt. Opferhilfseinrichtungen, Frauenhäuser und Kinderschutzzentren können aus persönlicher Erfahrung zur vertieften Reflexion ebenso beitragen wie sie die Sensibilität gegenüber Opfern und ihrem Leiden entwickeln und stärken können. Ihre Kompetenzen sollten stärker als bisher genutzt werden.
17. Programme zur Stärkung der Persönlichkeit werden in allen Bundesländern eingesetzt. Sie sind mit dem schulischen Lehrplan und dem

Schulprogramm eng verwoben und erweitern so gezielt die allgemeinen Bildungs- und Erziehungsziele der Schulen. Die von den Schulen genutzten Programme sollten wissenschaftlich evaluiert sein, damit eingesetzte Ressourcen auch tatsächlich zum Tragen kommen. Viele der in den Ländern eingesetzten Programme dienen sowohl der Persönlichkeitsstärkung als auch der Gewaltprävention, da sie zum Aufbau sozialer Sensibilität und Kompetenz führen sollen. Sie sind von daher besonders dafür geeignet, gegenseitigen Respekt und soziale Mitverantwortung innerhalb und außerhalb der Schule zu stärken und die gegenseitige Achtung zu fördern. Die Länder werden diese Programme den Schulen erneut empfehlen.

18. Für die Sexualerziehung wie auch für die Programme zur Entwicklung der Persönlichkeit sind umfangreiche unterstützende Materialien für den Unterricht und die sonstige Bildungs- und Erziehungsarbeit – teilweise auch über das Internet – verfügbar und werden genutzt. Kooperationspartner bieten darüber hinaus eigene Materialien und Hilfsmittel, die dazu beitragen, dass Fragen gezielt gestellt und thematisiert werden können. Internetportale bieten den Lehrkräften weitere Hilfestellungen. Ihr Ausbau wird vorangetrieben. Die aktuellen Kommunikationsmittel erlauben betroffenen Kindern und Jugendlichen, telefonisch oder über das Internet Beratung und Hilfe zu erlangen. Hierüber sind die Kinder und die Eltern entsprechend zu informieren.

Sensibilisierung und Qualifizierung der Lehrkräfte

19. Die Gefahr sexueller Übergriffe an Schulen muss Thema der Lehrerbildung sein. Auf der Grundlage der »Standards für die Lehrerbildung: Bildungswissenschaften« (Beschluss der Kultusministerkonferenz vom 16.12.2004) umfasst die Ausbildung der Lehrkräfte neben der fachwissenschaftlichen Qualifizierung sowohl erziehungswissenschaftliche, psychologische und diagnostische als auch dienstrechtliche Themenstellungen.
20. Auch die Lehrerfortbildung muss sich verstärkt mit sexuellen Grenzüberschreitungen von Lehrkräften und Gewaltanwendung auseinandersetzen. Dabei ist deutlich zu machen, dass Informationen

über Verdachtsmomente an die Schulleitung weitergegeben werden müssen.

21. Die Fortbildungsangebote für nichtlehrendes oder für sozialpädagogisches Personal in Schulen und schulnahen Einrichtungen müssen das Thema ebenfalls aufgreifen, um einerseits das Personal selbst zu sensibilisieren und andererseits wahrgenommene Veränderungen bei Kindern und Jugendlichen entsprechend einordnen zu können.
22. Neben der staatlichen Lehrerfortbildung bieten andere Träger oder regionale oder lokale Einrichtungen und Initiativen Fortbildungsveranstaltungen an. Darüber hinaus besteht eine Reihe von Online-Angeboten, die für Lehrkräfte und Eltern hilfreich sein können. Die Kultusverwaltungen werden in angemessener Weise die Kooperation mit diesen Partnern vor Ort anregen und fördern.

Dienst- und arbeitsrechtliche Fragen

23. In allen Ländern gilt: Besteht gegen eine Lehrkraft der begründete Verdacht des sexuellen Missbrauchs oder einer anderen Straftat, so sind Schulleitungen der staatlichen Schulen und der Schulen in kirchlicher oder freier Trägerschaft verpflichtet, dies unverzüglich dem Dienstherrn oder Anstellungsträger mitzuteilen. Dieser leitet umgehend dienst- oder arbeitsrechtliche Maßnahmen ein und schaltet entsprechend die Polizei oder Staatsanwaltschaft ein.
24. Zum Schutz der Kinder und Jugendlichen werden die Anstellungsträger für alle Personen, die im kinder- und jugendnahen Bereich und in Schulen arbeiten wollen, das sogenannte »Erweiterte Führungszeugnis« (Paragraf 30a BZRG) verlangen.
25. Schulen in kirchlicher oder freier Trägerschaft müssen Verdachtsfälle der staatlichen Schulaufsicht melden, damit diese tätig werden kann. Darüber hinaus können Verdachtskündigungen ausgesprochen werden. Für Einrichtungen, die der Aufsicht gemäß SGB VIII unterliegen, kann von der zuständigen Behörde z.B. eine Tätigkeitsuntersagung erfolgen.
26. Die Kultusverwaltungen werden auch auf die Träger überörtlicher Berufsbildungseinrichtungen und Kammern zugehen und sie zu einem einheitlichen Vorgehen anregen. Im Bereich der Jugendhilfe

besteht ein umfangreiches Regelwerk; entsprechende Erfahrungen sind dokumentiert.

27. Die Kultusministerkonferenz setzt sich für eine Verlängerung der Löschungsfristen im Bundeszentralregister hinsichtlich der im Jugendarbeitsschutzgesetz genannten Taten ein. Damit soll ausgeschlossen werden, dass die betroffenen Personen wieder im Bildungs- und Erziehungsbereich eingestellt werden. Es sind ferner Vorkehrungen zu treffen, dass Auflösungsverträge beim Wechsel des Arbeitgebers nicht dazu genutzt werden können, Verfehlungen zu verschleiern.
28. Die Kultusministerkonferenz fordert die Justizbehörden auf, die Anweisung über »Mitteilungen in Strafsachen« in der Form umzusetzen, dass entsprechendes frühzeitiges Handeln der Schulaufsicht bzw. des Anstellungsträgers ermöglicht wird.

Anhang 2

Weitere Informationen zur Rechtslage

- Straftaten gegen die sexuelle Selbstbestimmung 13. Abschnitt des Strafgesetzbuches: www.gesetze-im-internet.de/stgb/BJNR001270871.html#BJNR001270871BJNG005002307

- Strafrechtliche Verjährung §§ 78, 78a, 78b StGB: www.gesetze-im-internet.de/stgb/index.html#BJNR001270871BJNE019205123

- Recht der Lehrkräfte bei Kindeswohlgefährdungen Informationen weiterzugeben § 4 KKG (Gesetz zur Kooperation und Information im Kinderschutz): www.gesetze-im-internet.de/kkg/__4.html

- Beratungsanspruch der Lehrkräfte § 8b Absatz 1 SGB VIII (Achtes Buch Sozialgesetzbuch): www.gesetze-im-internet.de/sgb_8/__8b.html